Dieser Block gehört:

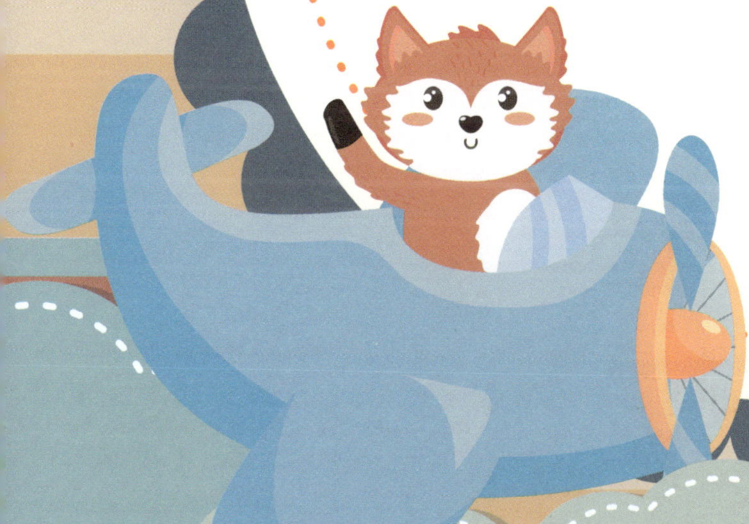

Inhalt

Vorwort

Dieser Block begleitet dich durch eine ganz besondere Zeit voller Vorfreude und neuer Erfahrungen. Verkürze dir die Schwangerschaft, das Wochenbett und die Elternzeit mit abwechslungsreichen Ausmal- und Nachfahrmotiven, kniffligen Kreuzwort- und Wabenrätseln, kurzweiligen Sudokus und Logicals sowie vielen weitere liebevoll ausgewählten Knobeleien. Fun Facts von einer erfahrenen Hebamme und ein großes Babyquiz auf den letzten Seiten bereiten dich optimal auf die Ankunft deines kleinen Wunders vor. Spezielle Ausmalmotive helfen dir zudem, kreative Ideen für die Namenswahl und die Gestaltung des Kinderzimmers zu entwickeln.

Kleiner Tipp: Falls du bei einem Rätsel mal ins Stocken geraten solltest, findest du die Lösungen ab Seite 114. Viel Spaß und Vorfreude auf dein Baby!

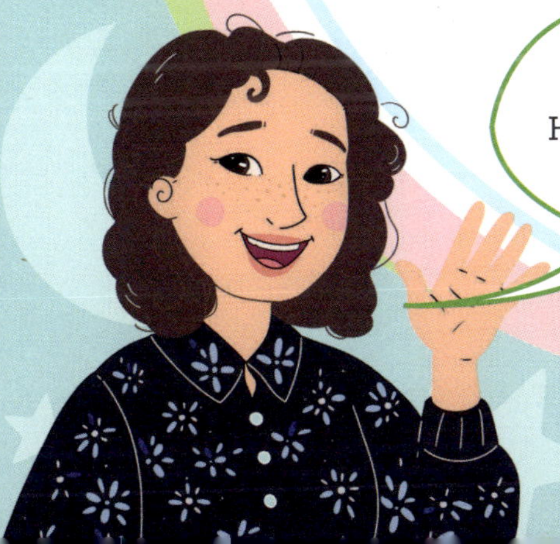

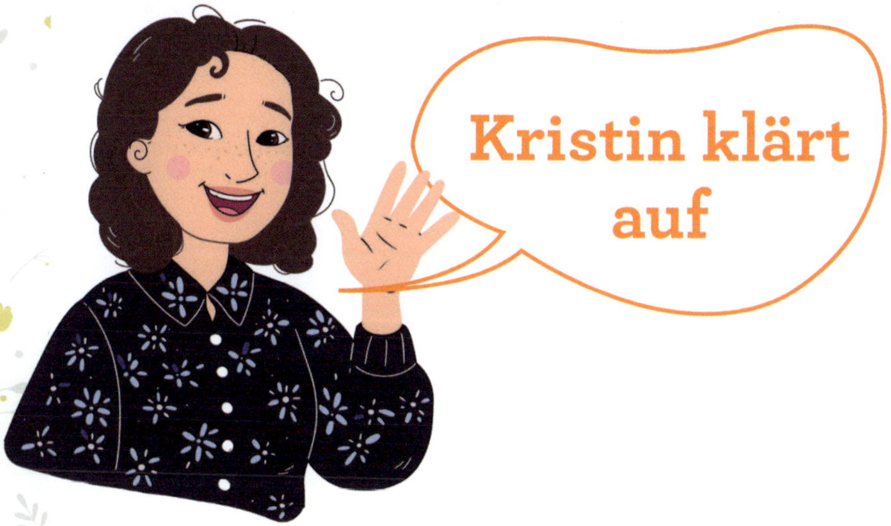

Couvade-Syndrom – wenn Partner:innen mitschwanger sind

Unter dem Couvade-Syndrom versteht man ein Phänomen, bei dem Schwangerschaftssymptome auch bei Partner:innen einer schwangeren Frau auftreten: das können Symptome wie Gewichtszunahme, Kopfschmerzen, Stimmungsschwankungen, Erbrechen, ein anwachsender Bauch und hormonelle Veränderungen sein. Eben typische Begleiterscheinungen und Veränderungen einer Schwangerschaft. Die Ursachen werden kontrovers diskutiert. Einige sehen in dem Couvade-Syndrom eine unbewusste Kompensation aufgrund einer Unsicherheit in Bezug auf die eigene gesellschaftliche Rolle als werdendes Elternteil. Andere vermuten, dass manchen die Schwangerschaft ihrer Partnerin suspekt ist und sie sich nur in diese hineinversetzen können, wenn sie die Schwangerschaft selbst „durchleben“. Auch ein veränderter Hormonhaushalt bei den Betroffenen könnte die Ursache sein. Das Gute ist, wie auch bei einer Schwangerschaft stellt die Geburt das Ende der Symptome da, sodass die Beschwerden sich in den Wochen nach der Geburt ausschleichen.

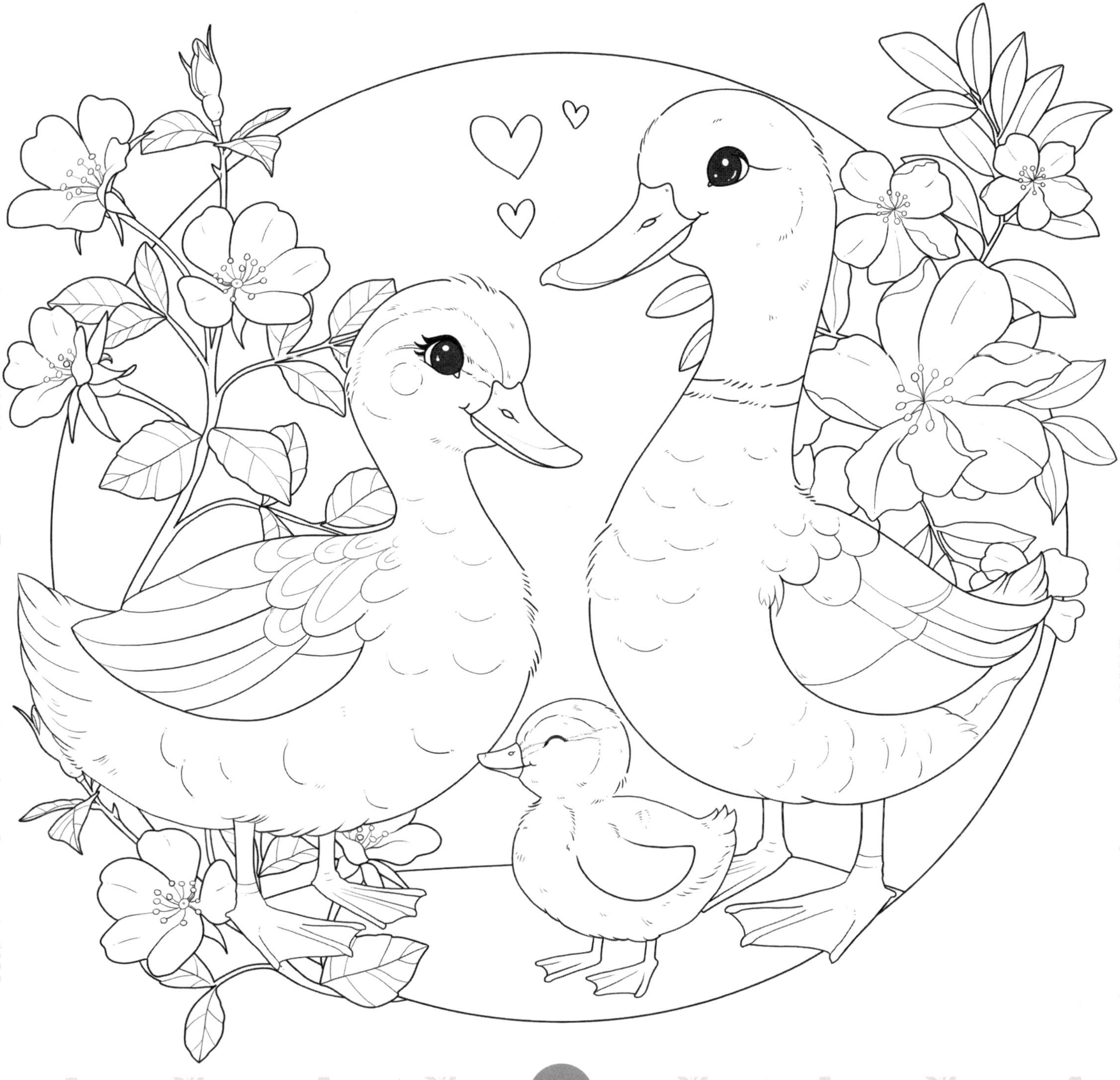

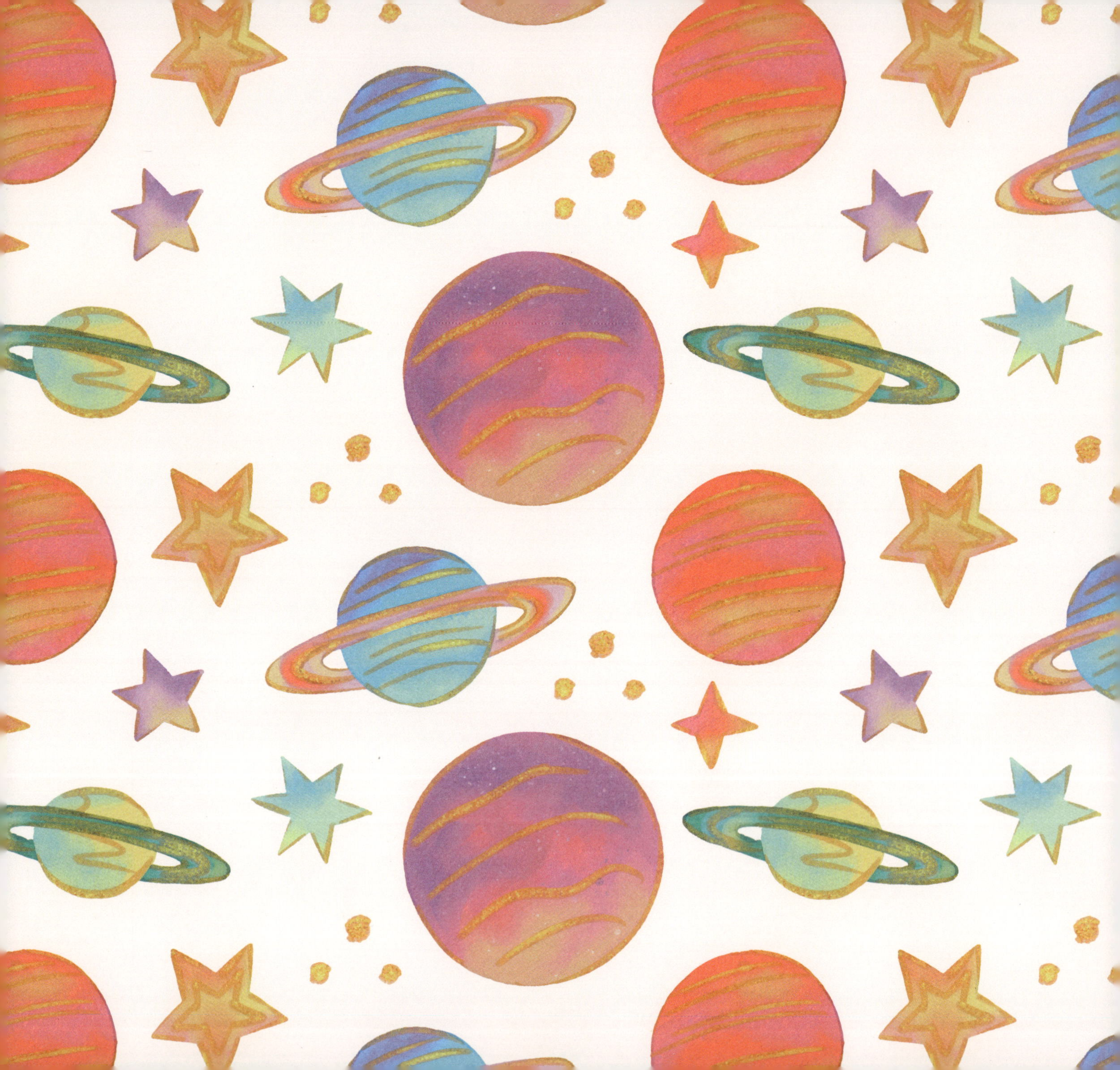

Kreativsudoku

Bei diesen vier Mini-Sudokus ist Kreativität gefragt. Vervollständige die Reihen und Felder, indem du die jeweils fehlenden Symbole einzeichnest.

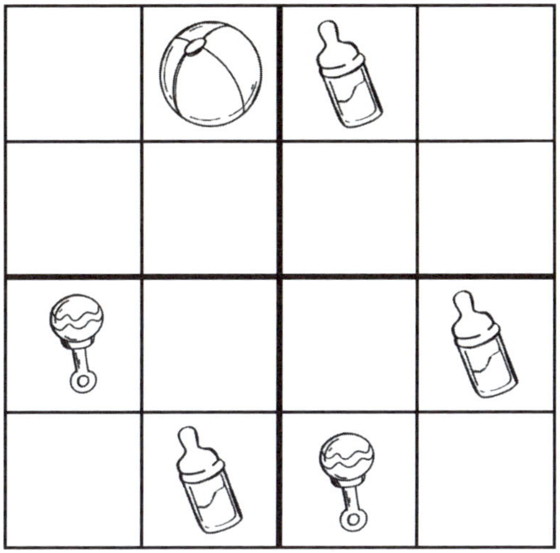

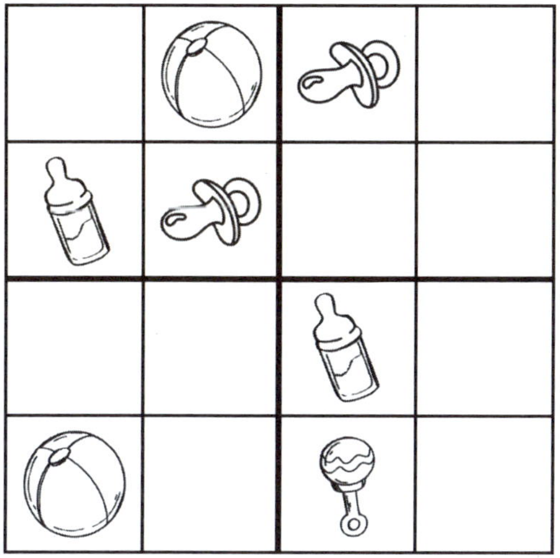

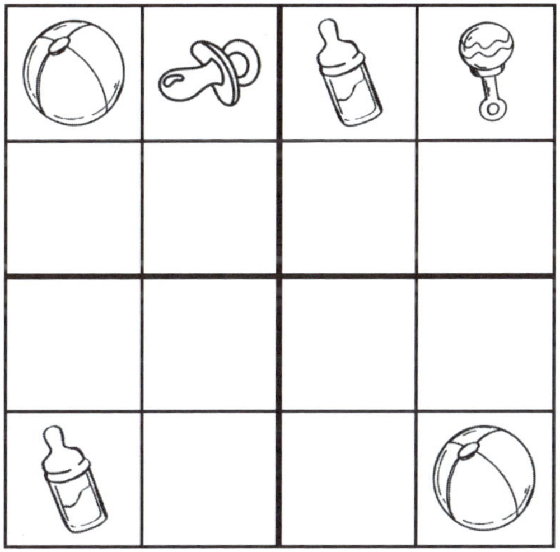

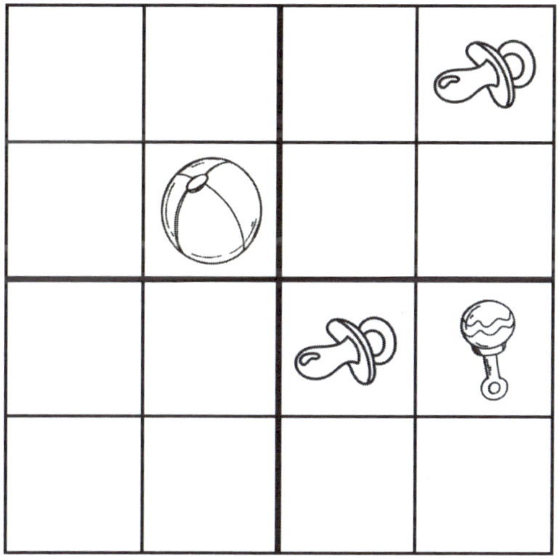

➲ Lösung auf Seite 114

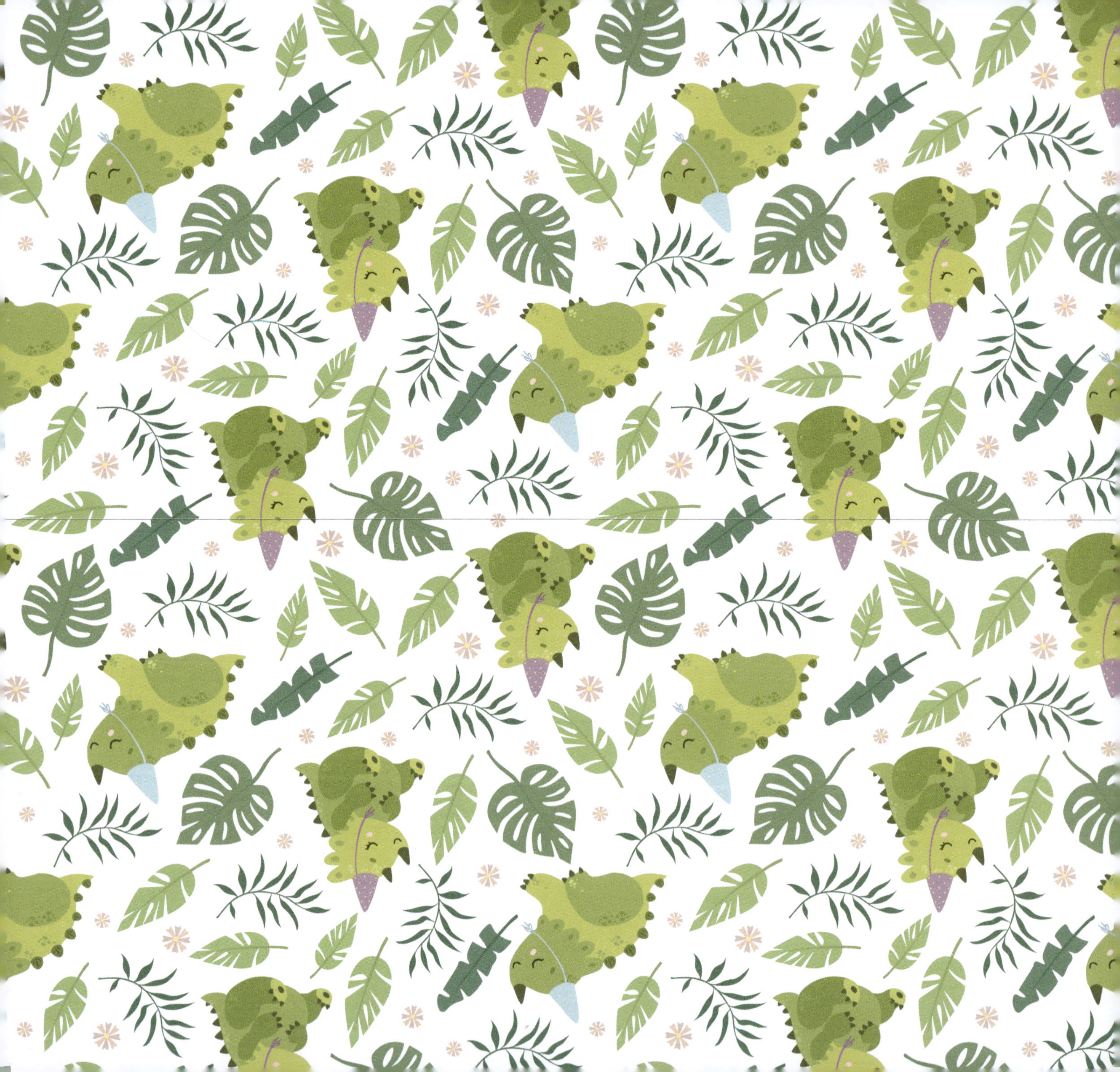

Brückenrätsel

Suche in jeder Zeile ein Wort, das sowohl das Ende des ersten Begriffs als auch den Anfang des zweiten Begriffs bildet. Die Kästchen unter dem Pfeil ergeben, von oben nach unten gelesen, das Lösungswort.

GUTENACHT								MUND
WADEN								TASCHE
FLITTER								BETT
NABEL								GERADE
MUTTER								ENGEL
WIND								BERATUNG
LIEBE								BART
KINDER								RAD
SCHUL								KLAR

Lösung auf Seite 114

Namen erfühlen

Weißt du schon, wie du dein Kind nennen möchtest? Schreibe den Namen in das leere Feld und spüre, welche Farben dazu passen. Du bist dir noch unsicher? Du kannst den Rahmen auch kostenlos in der TOPP Digitalen Bibliothek herunterladen und so oft ausdrucken, wie du magst. Dann kannst du nach Herzenslust unterschiedliche Namens- und Farbkombinationen ausprobieren.

Die DigiBib – Tolle Extras für dich

Hier findest du den Namensrahmen!

www.topp-kreativ.de/digibib

Freischaltcode: 57640

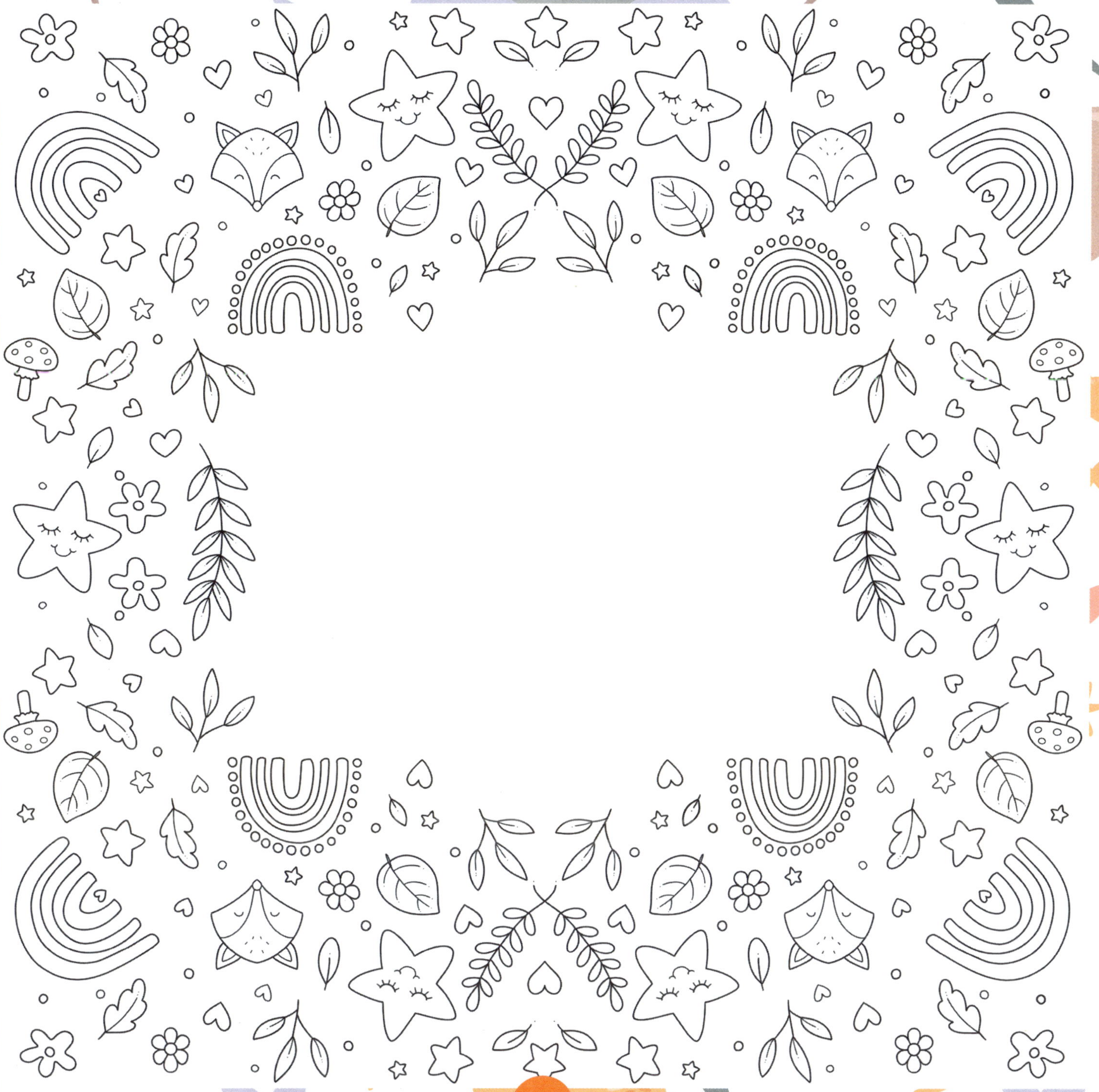

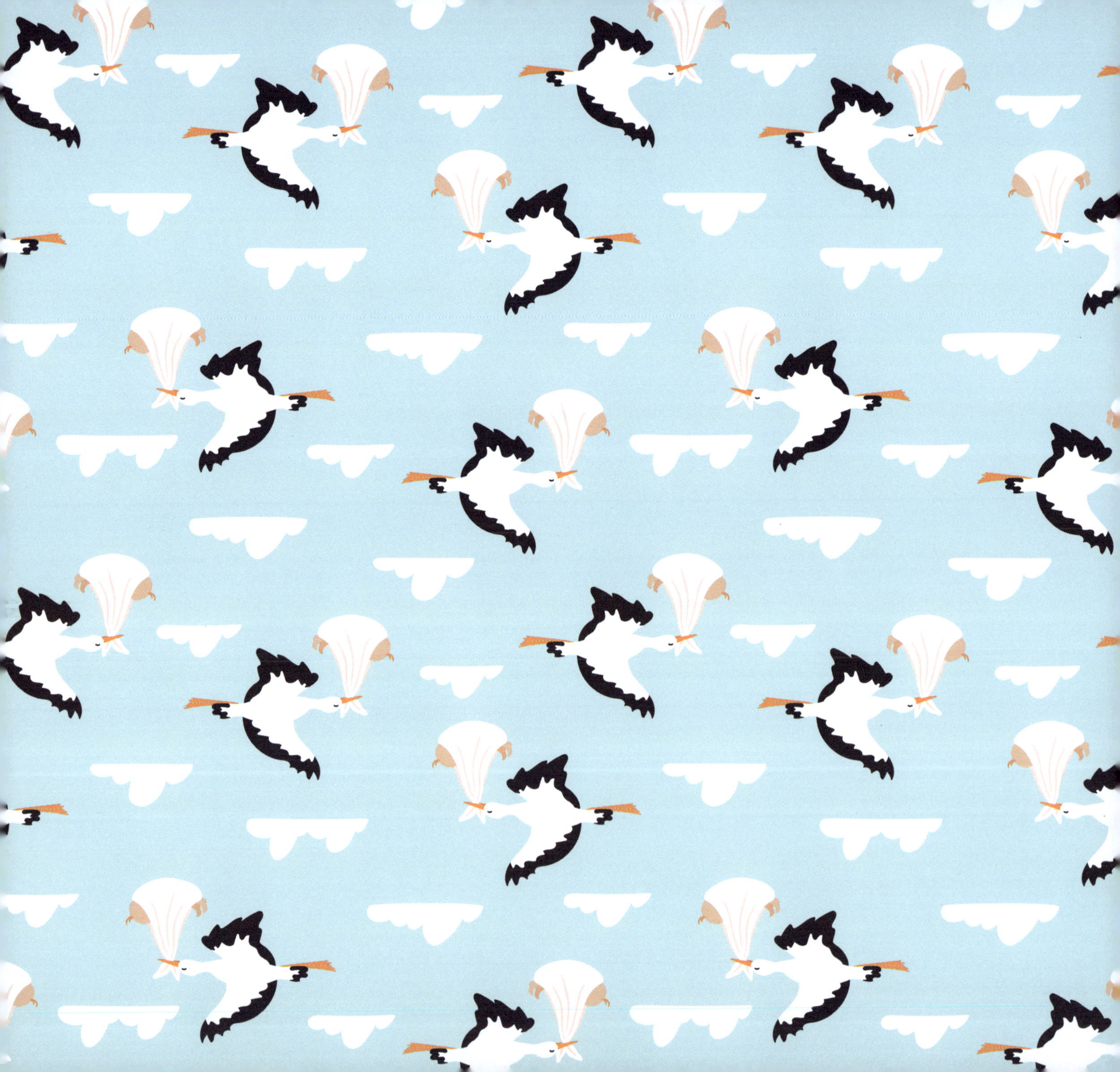

Spezialpost

Um den richtigen Empfänger zu finden, erhält der Storch kodierte Anweisungen in Rebusform. Wo soll er dieses Baby abliefern?

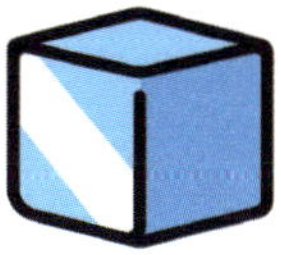

- 2

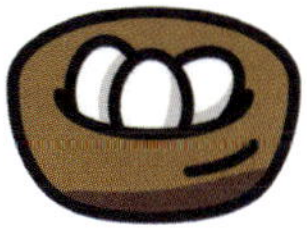

1 = i
- 2

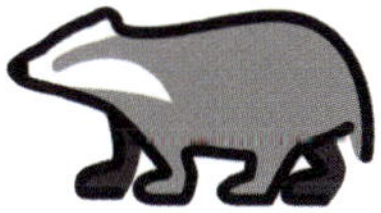

- 3
- 4

1 = g
4 = ß

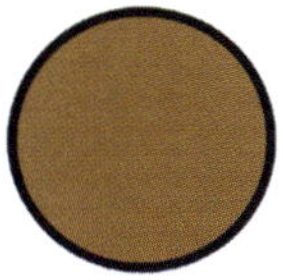

2 = l
5 = e

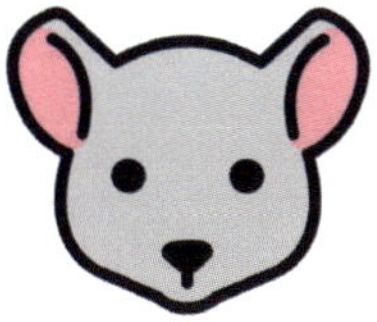

1 = h

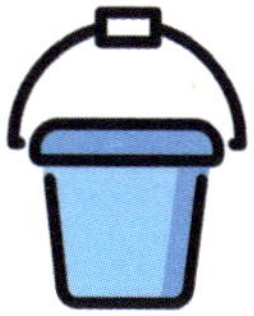

- 1
- 4
- 5

5 = m

3 = d

3 = g
- 4

Lösung auf Seite 114

Tic-Tac-Toe

Setzt abwechselnd euer Zeichen (Kreuze oder Kreise) in ein freies Feld.
Wer als Erste:r drei Zeichen in eine Zeile, Spalte oder Diagonale setzen kann, gewinnt.

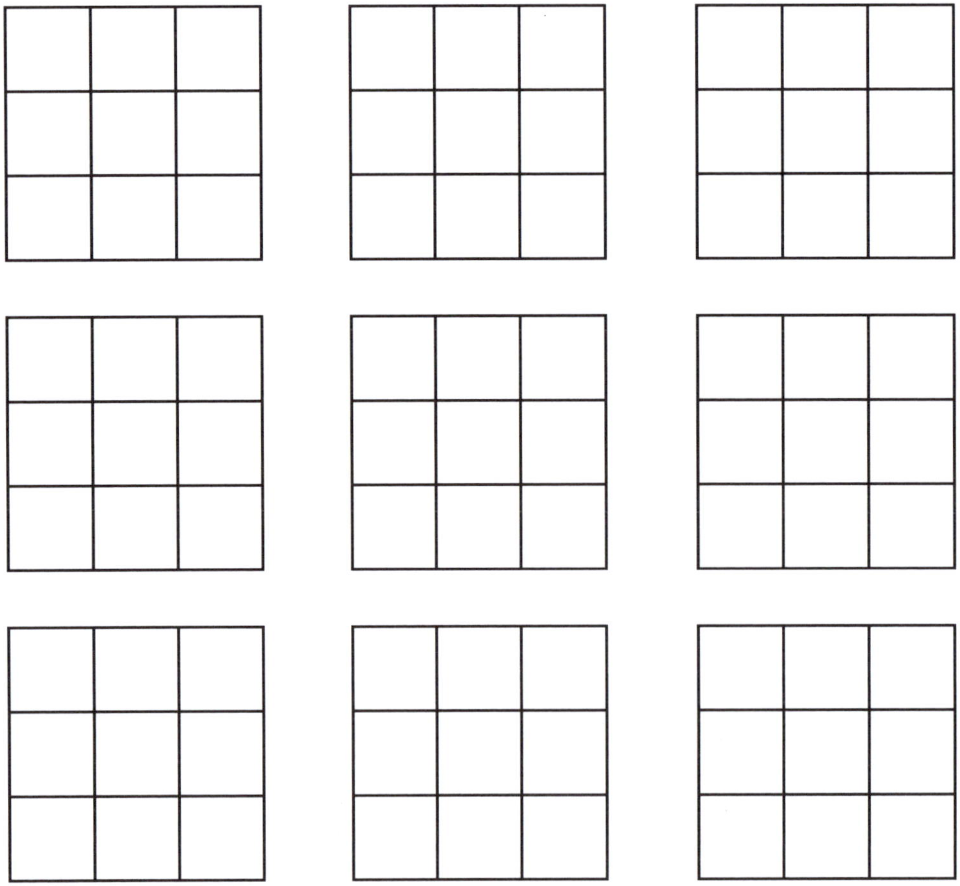

Tic-Tac-Toe

Setzt abwechselnd euer Zeichen (Kreuze oder Kreise) in ein freies Feld.
Wer als Erste:r drei Zeichen in eine Zeile, Spalte oder Diagonale setzen kann, gewinnt.

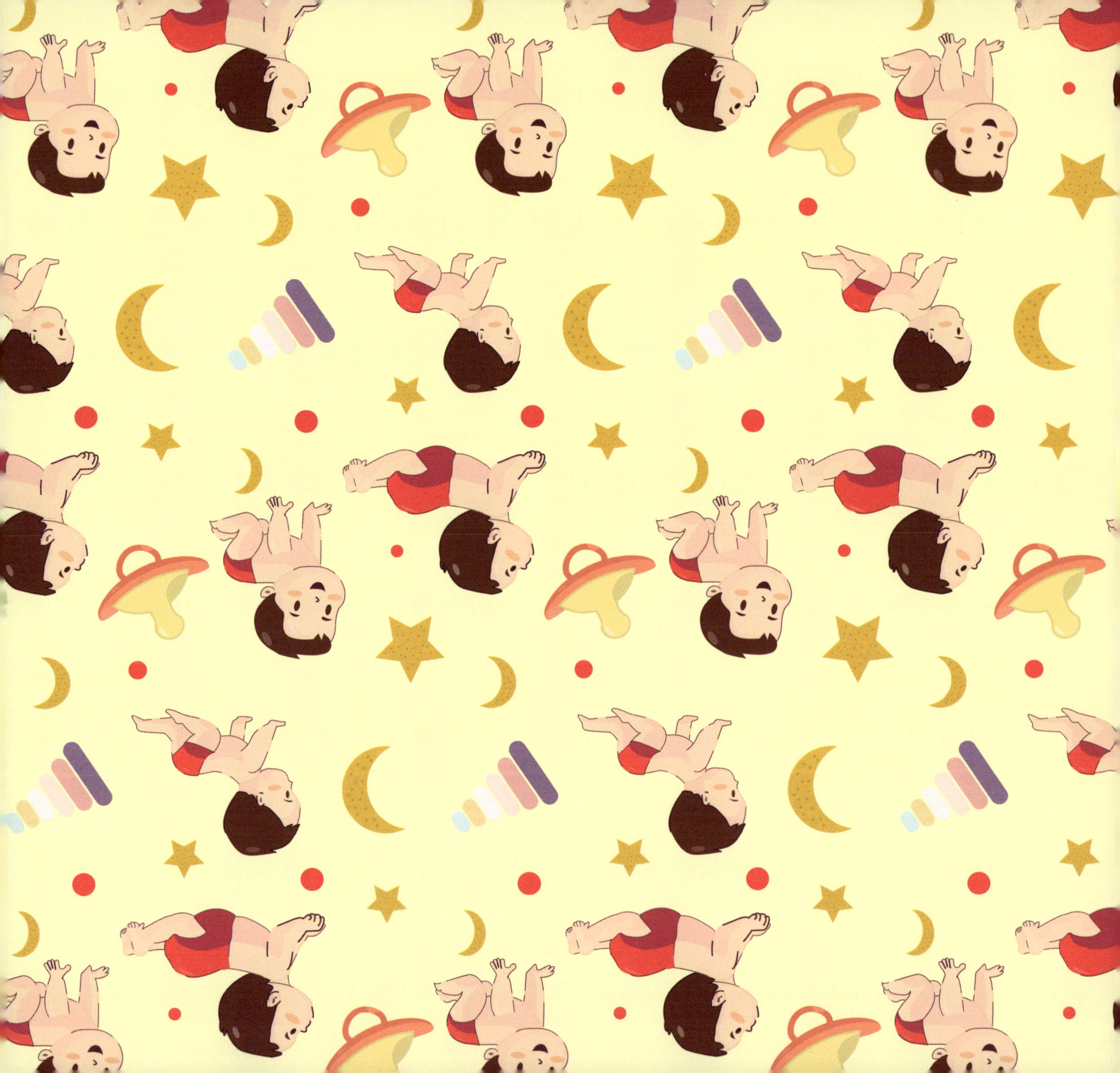

Labyrinth

Hilf Jonne dabei,
seinen Schnuller zu finden.

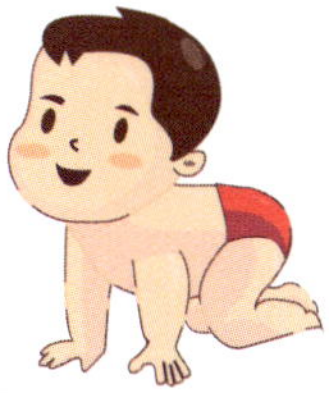

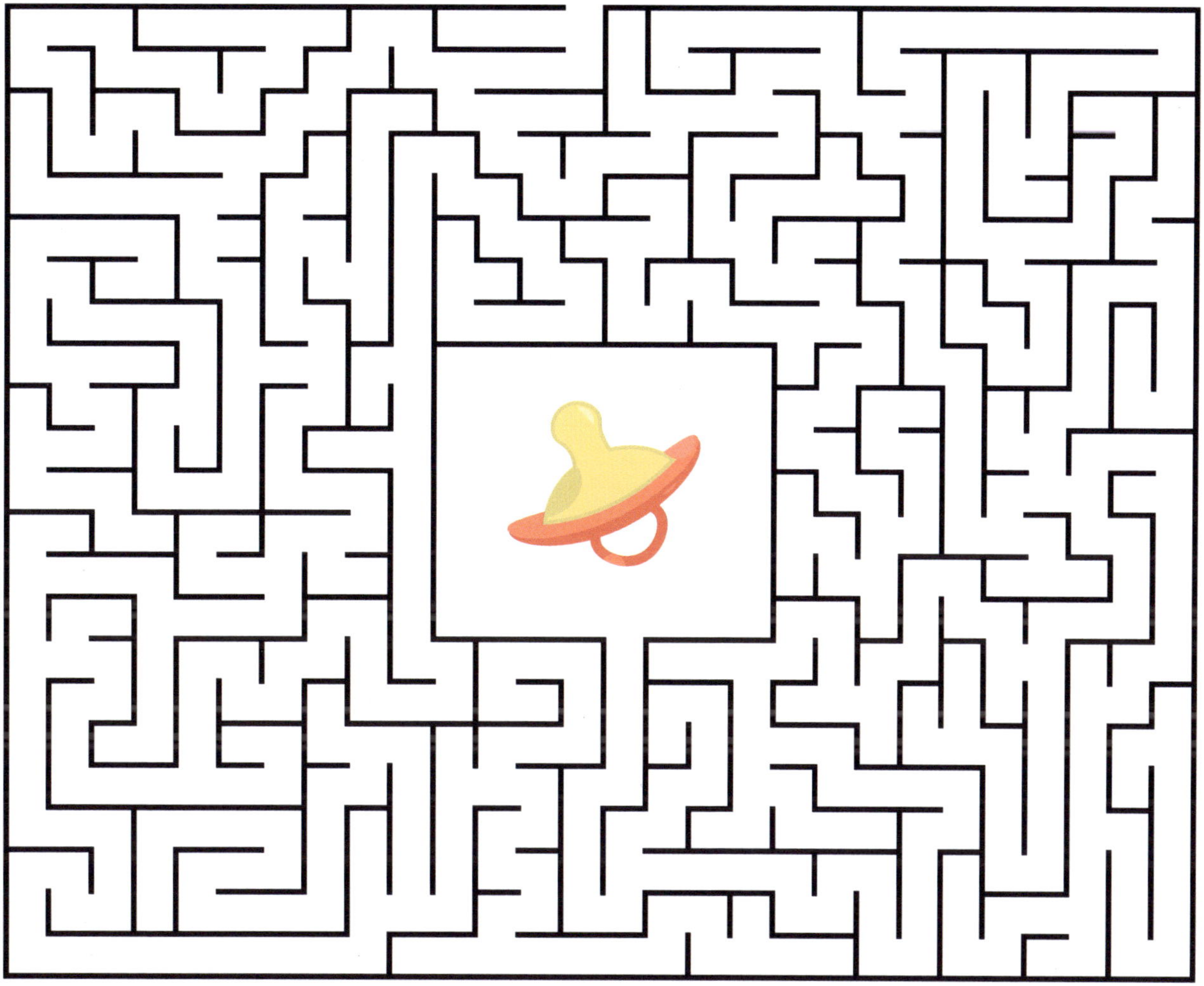

➲ Lösung auf Seite 114

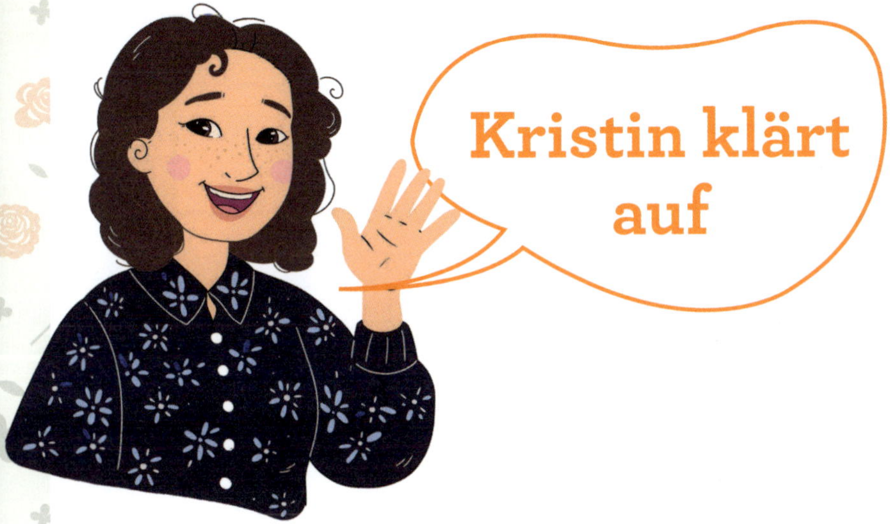

Die Plazenta –
ein faszinierendes Organ

Andere Bezeichnungen für die Plazenta sind Mutterkuchen oder Nachgeburt. Die Plazenta wächst in jeder Schwangerschaft neu, sie hat sowohl mütterliche als auch kindliche Zellen. Die Plazenta ist mit der Gebärmutter verwachsen und versorgt das Kind über die Nabelschnur mit Sauerstoff und Nährstoffen. Sie bildet Hormone, welche zur Aufrechterhaltung der Schwangerschaft benötigt werden und entsorgt Abfallprodukte, die der kindliche Kreislauf produziert. Zusätzlich fungiert sie als eine Art Filter und hält viele schädliche Stoffe, Viren und Bakterien vom Kind fern. Nach der Geburt des Kindes wird die Plazenta von der Gebärmutter abgestoßen und ebenfalls geboren. Das Gewicht der Plazenta beträgt ca. 1/6 des Geburtsgewichts des Kindes, also ca. zwischen 500-650 g. Erst mit der Geburt der Plazenta ist die Geburt beendet.

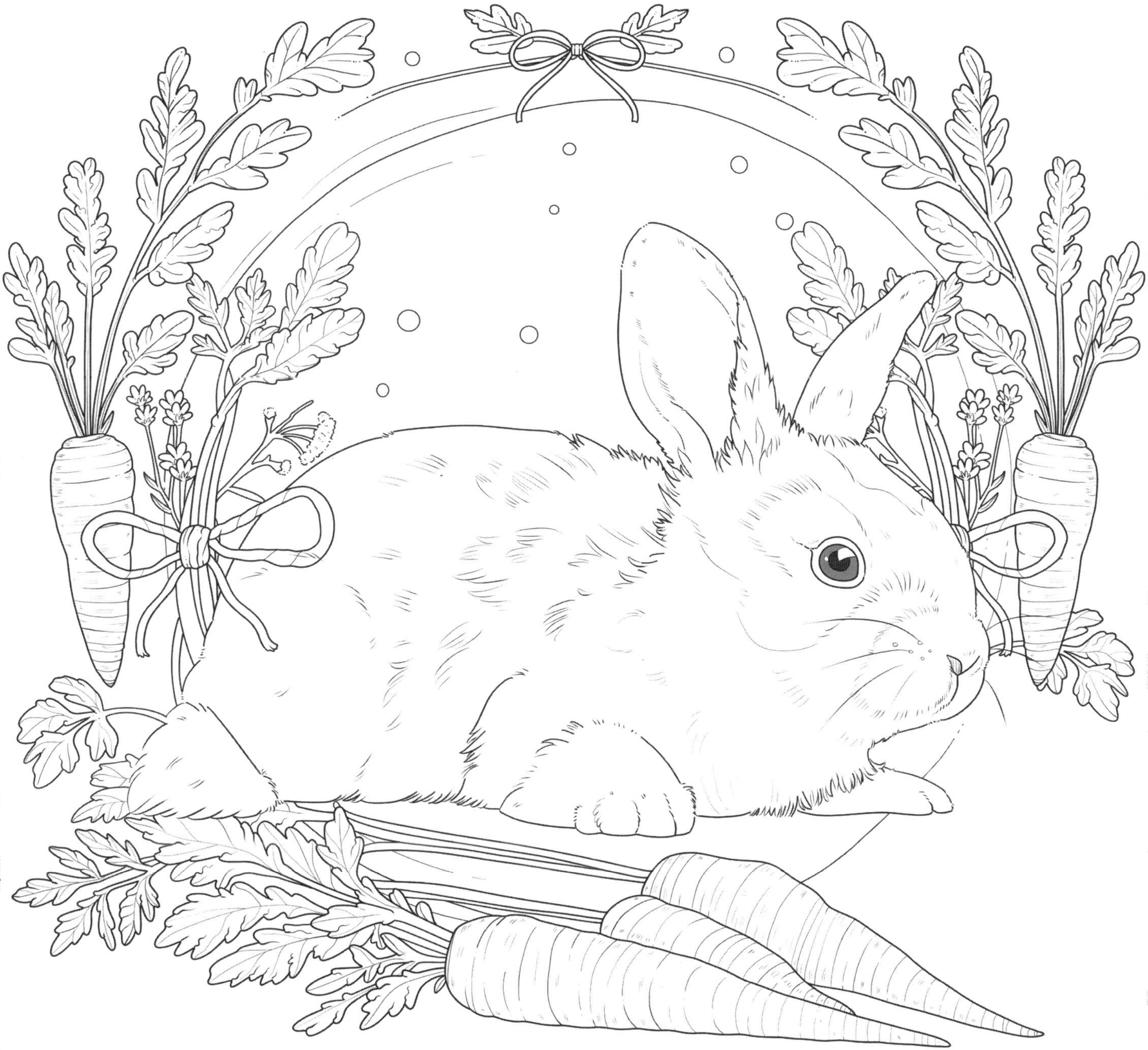

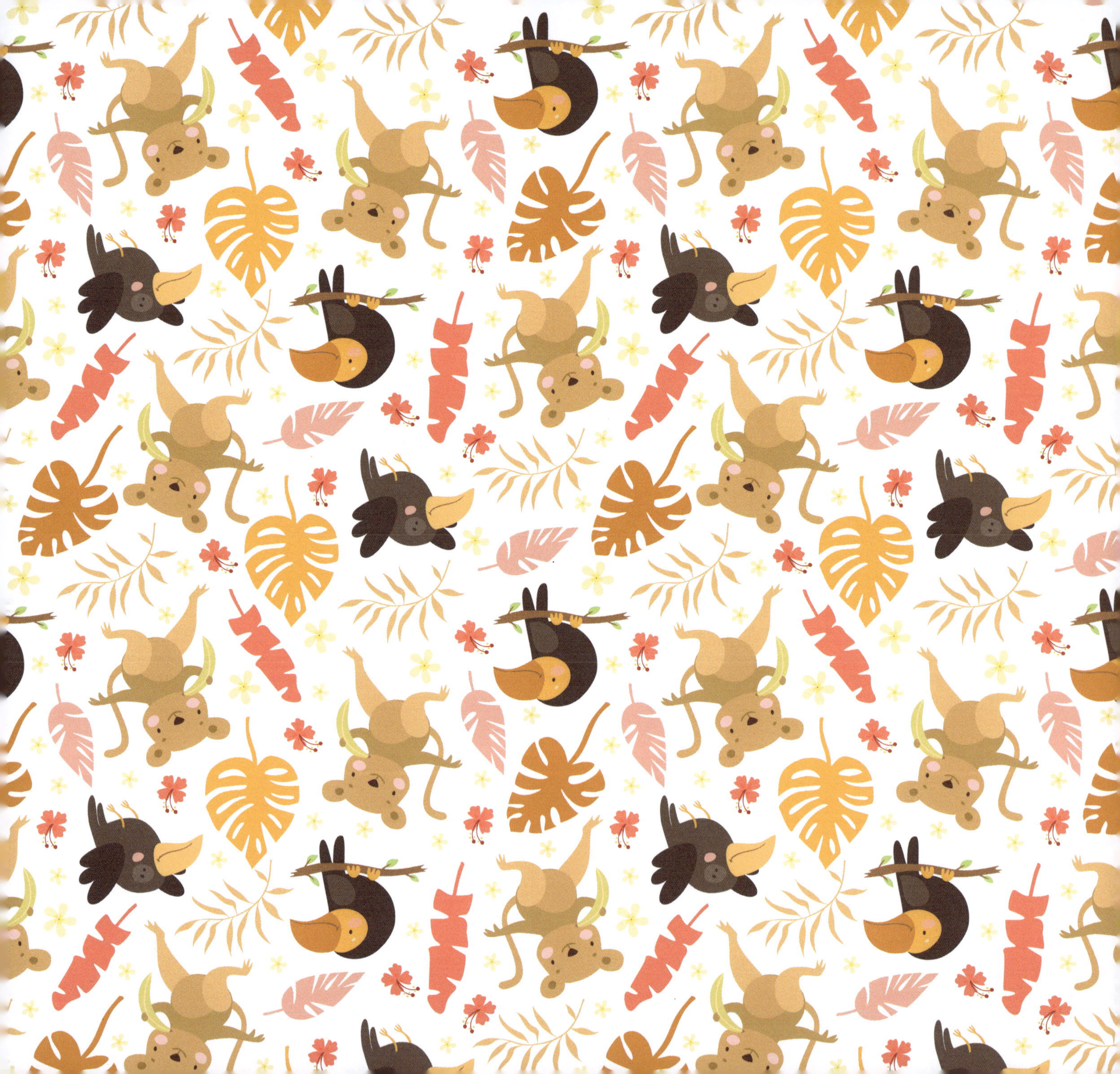

Schwedenrätsel

Teil der Hand	Männername	Unfug, Spaß (Mz.)	Erdwachs			Kobold	schlecht		dafür, für		wurmstichig	ein Glücksspiel		Geheimgericht	Kolloid / Gerte		span. Ausruf / ital. Herberge	
						Ereignisgrund		(4)						wirklich				
	(10)		Geliebter der Julia						dt. Komponist † (Max)		Arzneiröhrchen				(1)			
das Universum / Flechte						Freiherr		übergroßer Mensch				(6)		Entladungsfunke		Trage für Könige		griechische Vorsilbe: neu
			ugs.: wie dieses hier		Beweisstück						Unsitte		Reinigungsgerät					
Fluss in England		Agavenblattfaser				(9)		lehrhafte Erzählung		Gebirge zwischen Europa u. Asien					100 qm in der Schweiz			
					Bildreihe		erbitterter Gegner						Fleischscheibe		lateinisch: ich			
negatives elektrisches Teilchen		indonesische Insel		die Sonne betreffend						veraltet: Tabak		Kurzschreibform (Kw.)						englisches Fürwort: sie
Stockwerke							an jenem Ort		Eigensinn						brasilianischer Fußballstar †		Hinterhältigkeit	
				Konkurse (ugs.)		unterwürfig						unersättlich		altägypt. Gott v. Memphis		(3)		
Vorname der Berben	nicht berittener Stierkämpfer		Pfingstvogel						Kiefernart		antikes Ruderkriegsschiff		(5)					
große Haarlocke				(2)		ein elektrischer Bauteil (Kw.)		Massenangst						Wahlübung beim Sport		Stadt in Baden-Württemberg		Last- und Reittier
			Besitz, Eigentum		Sittenlehre						ital. Klosterbruder (Kw.)		Maurerwerkzeug				(11)	
Ortsbestimmung		engl. Formel I-Pilot	(8)				englisch: auf	chinesischer Politiker (Peng)		Gattin					Halbton über a			
					Schwirrvogel								Reptil		(7)			
Vermächtnis		Gartenpflanze								Klebstoff aus Algen					privater TV-Sender (Abk.)			
eine Lagebezeichnung																		

1	2	3	4	5	6	7	8	9	10	11

➲ Lösung auf Seite 115

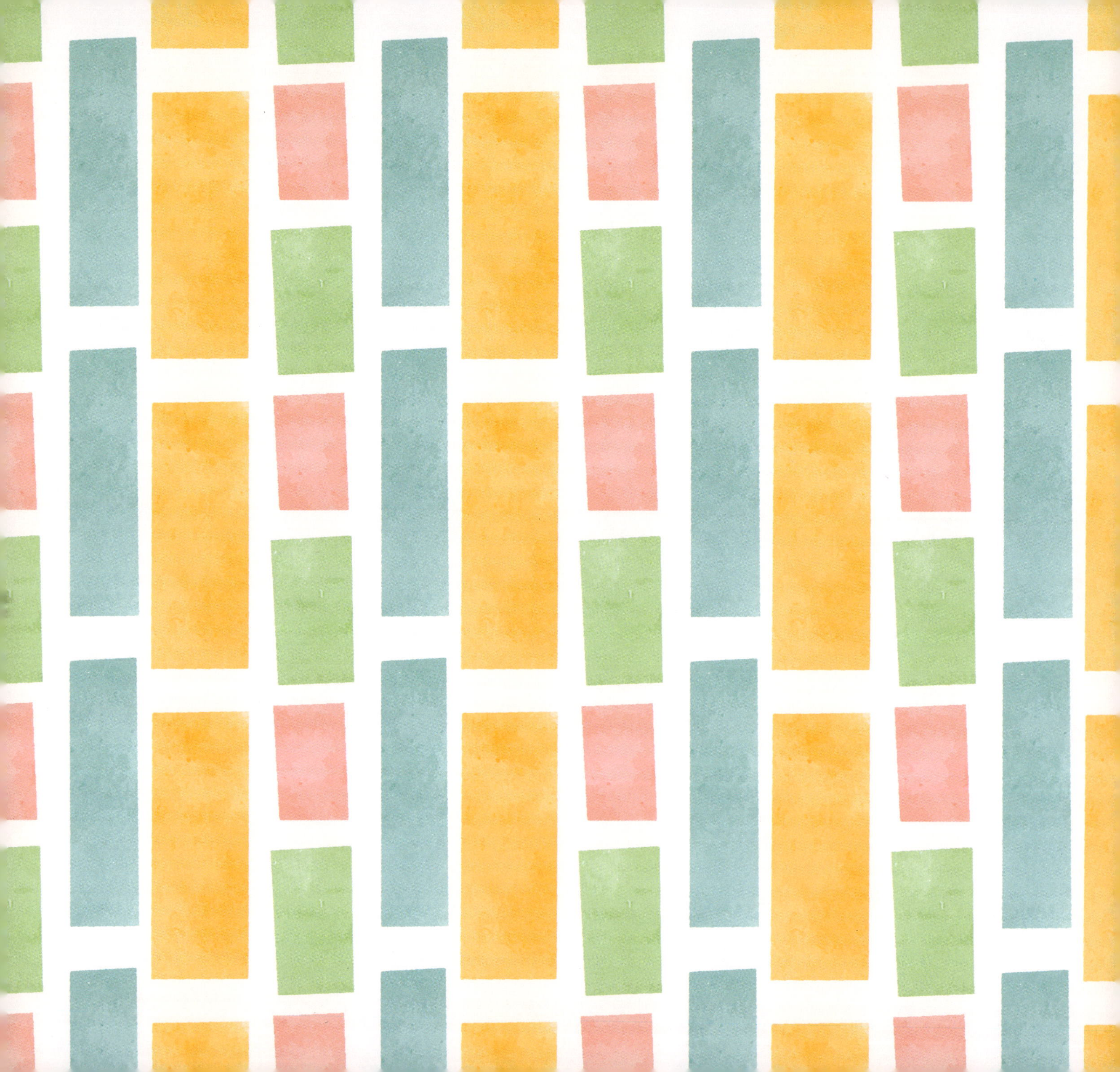

Schüttelrätsel

Lasse hat aus seinen Bauklötzen einen schönen Turm gebaut. Welche vier Wörter verstecken sich darin? Bausteine derselben Farbe gehören zusammen.

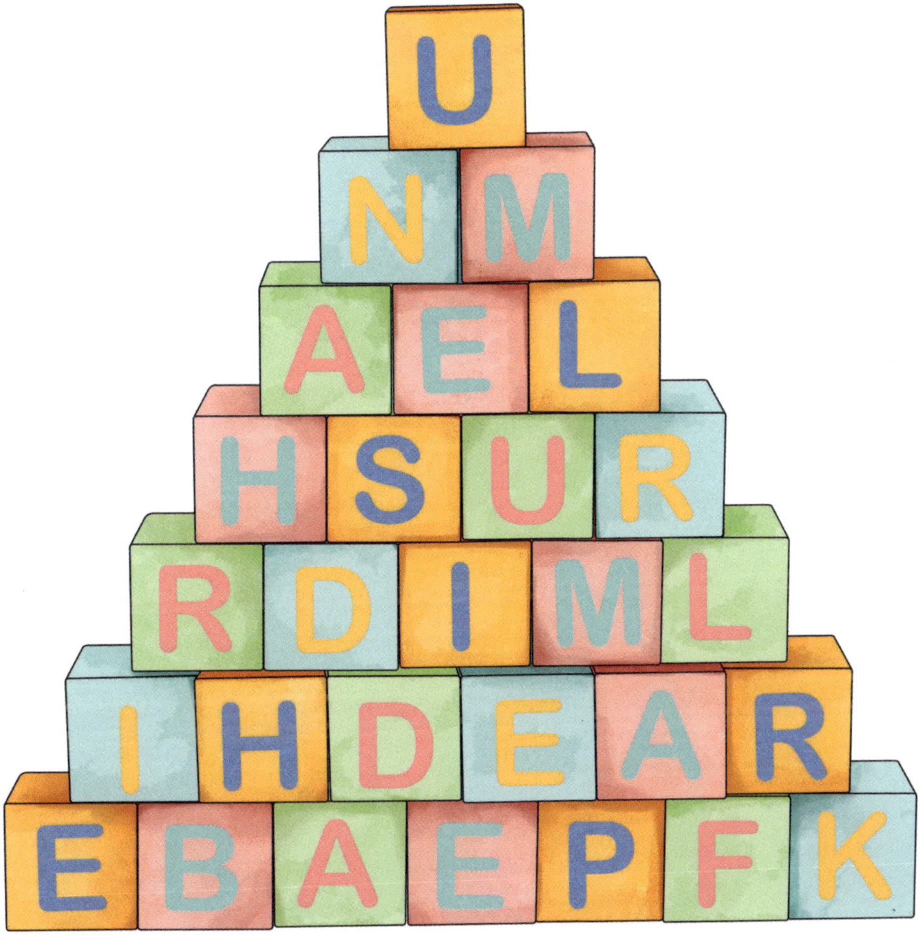

➲ Lösung auf Seite 115

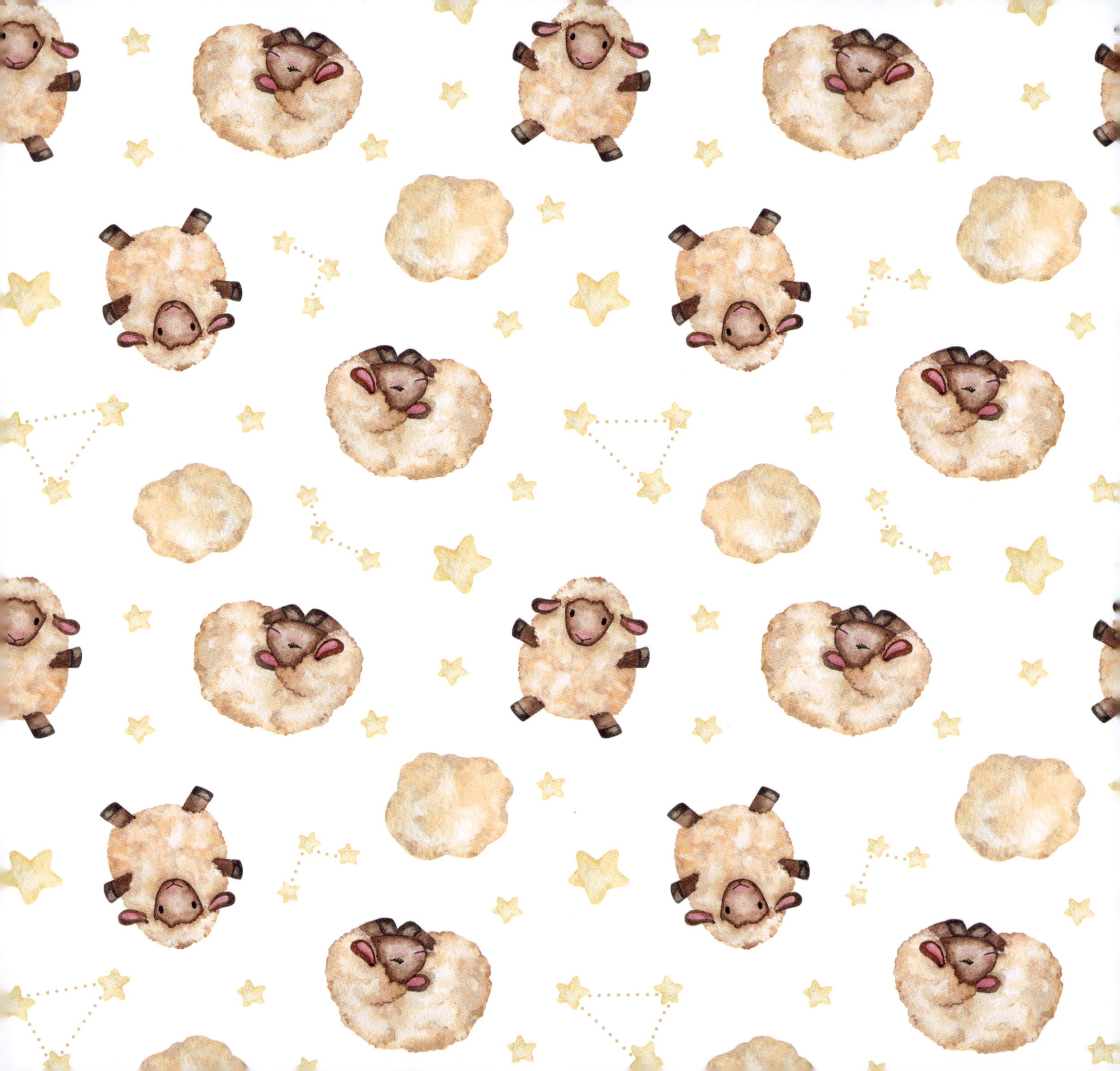

Binario

Es sind die Ziffern 1 und 0 in das Gitter einzutragen. In jeder Zeile und Spalte müssen beide Ziffern gleich oft vorkommen. Senkrecht und waagerecht dürfen nicht mehr als zwei gleiche Ziffern nebeneinanderstehen.

		0		1		1				1		1	0
		0											0
				0	0			1		1		1	
0			1			1			0			0	
					0								
		1			0							1	1
				1			0		0				
	1							0			1	0	
0								0	0			0	
			1	1									
				1		1		1			0		1
		1					0		1				
	1												
0					1							0	
0		0		1	1						0		
		0				1	0		1				
	1						0		1				0
1	1		0							0			

Lösung auf Seite 115

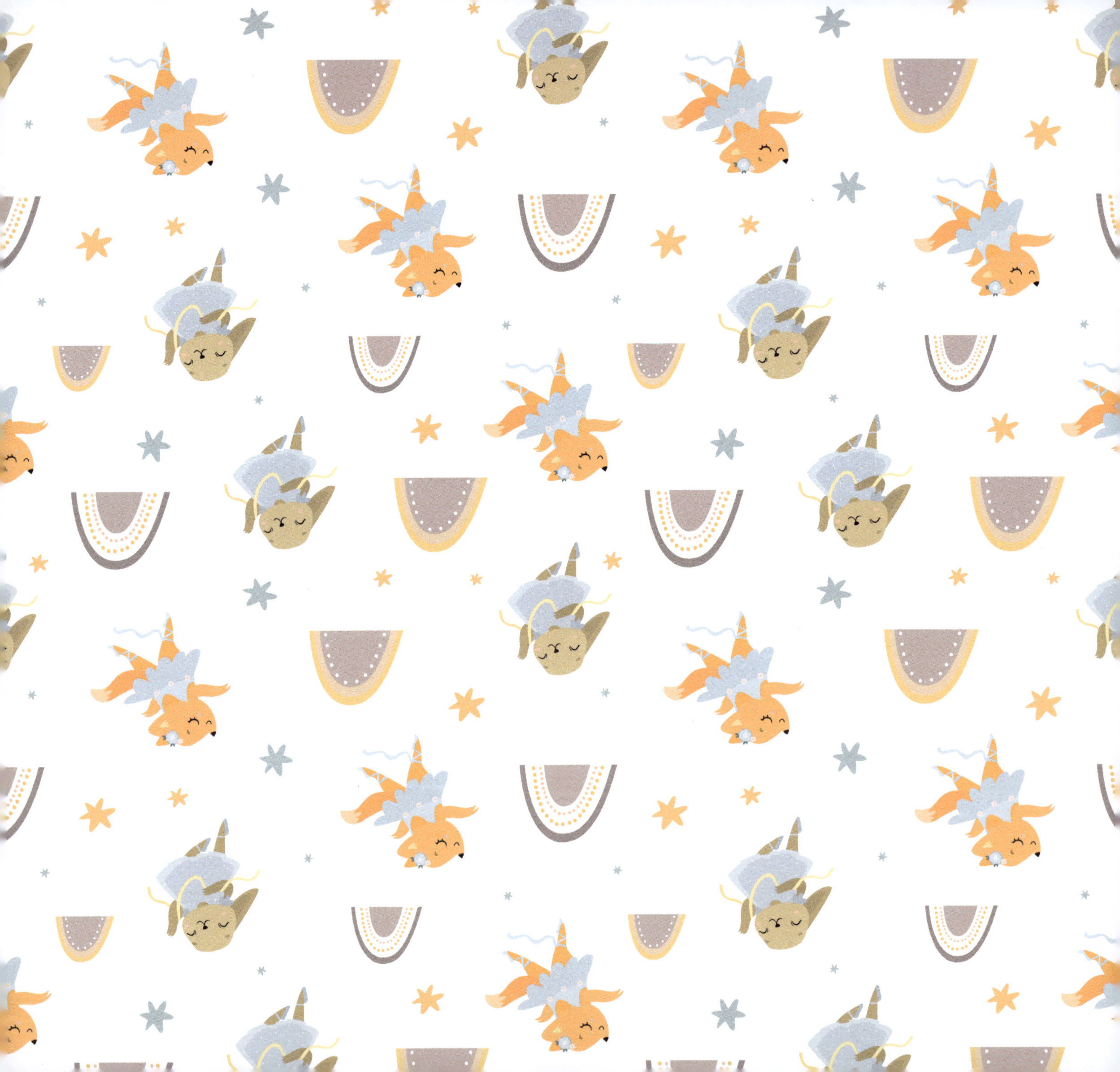

Buchstabensalat

In diesem Buchstabensalat haben sich 20 Kuscheltiere versteckt. Die Wörter verlaufen horizontal und vertikal, sowohl vorwärts als auch rückwärts. Kannst du alle finden?

I	M	I	B	K	H	U	O	H	D	P	S	H	U	K
M	G	I	R	A	F	F	E	S	I	K	H	Q	S	S
L	T	E	N	T	S	P	U	R	N	R	C	G	C	I
F	M	E	R	Z	U	P	D	D	O	E	U	E	H	K
N	E	W	O	E	A	F	H	C	S	I	F	L	A	W
E	H	E	H	G	M	E	U	J	A	T	O	E	F	K
L	C	O	N	W	G	R	N	M	U	L	H	F	A	P
U	A	L	I	Z	B	D	D	O	R	U	A	A	F	Z
E	R	T	E	S	A	H	G	F	I	A	F	N	F	A
K	D	I	T	U	M	M	A	M	E	F	F	T	E	T
N	T	E	D	D	Y	B	A	E	R	Y	T	L	O	T

➲ Lösung auf Seite 115

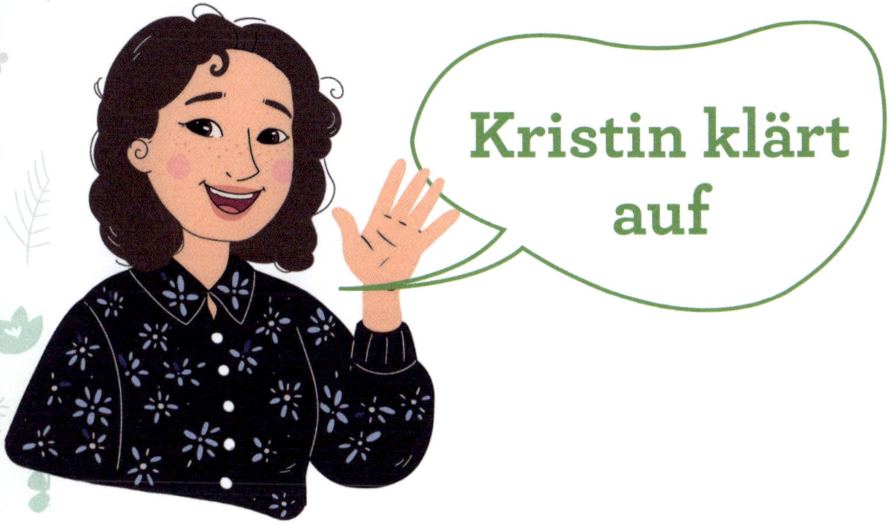

Glückshaube –

eine echte Seltenheit

Unter einer Glückshaube versteht man, wenn ein Kind in einer intakten Fruchtblase geboren wird. Dies ist nur etwa bei einer von 80.000 Geburten der Fall. Normalerweise platzt die Fruchtblase von selbst im Laufe der Geburt oder wird von einem Geburtshelfenden aufgemacht. Wenn ein Kind in einer Glückshaube geboren wird, so wird die Fruchtblase nach der Geburt geöffnet und die Eihäute vom Gesicht des Kindes entfernt, sodass es seinen ersten Atemzug nehmen kann. Im Mittelalter betrachtete man eine Glückshaube als gutes Omen dafür, dass ein Kind mit Geistesgröße und Großmütigkeit ausgezeichnet wird. Die Glückshaube war also ein Glückszeichen. Auch in der Literatur findet man Glückshauben. So wird der Protagonist in dem Grimm'schen Märchen „Der Teufel und die drei goldenen Haare“ mit einer Glückshaube geboren, verbunden mit der Weissagung, er werde die Königstochter heiraten.

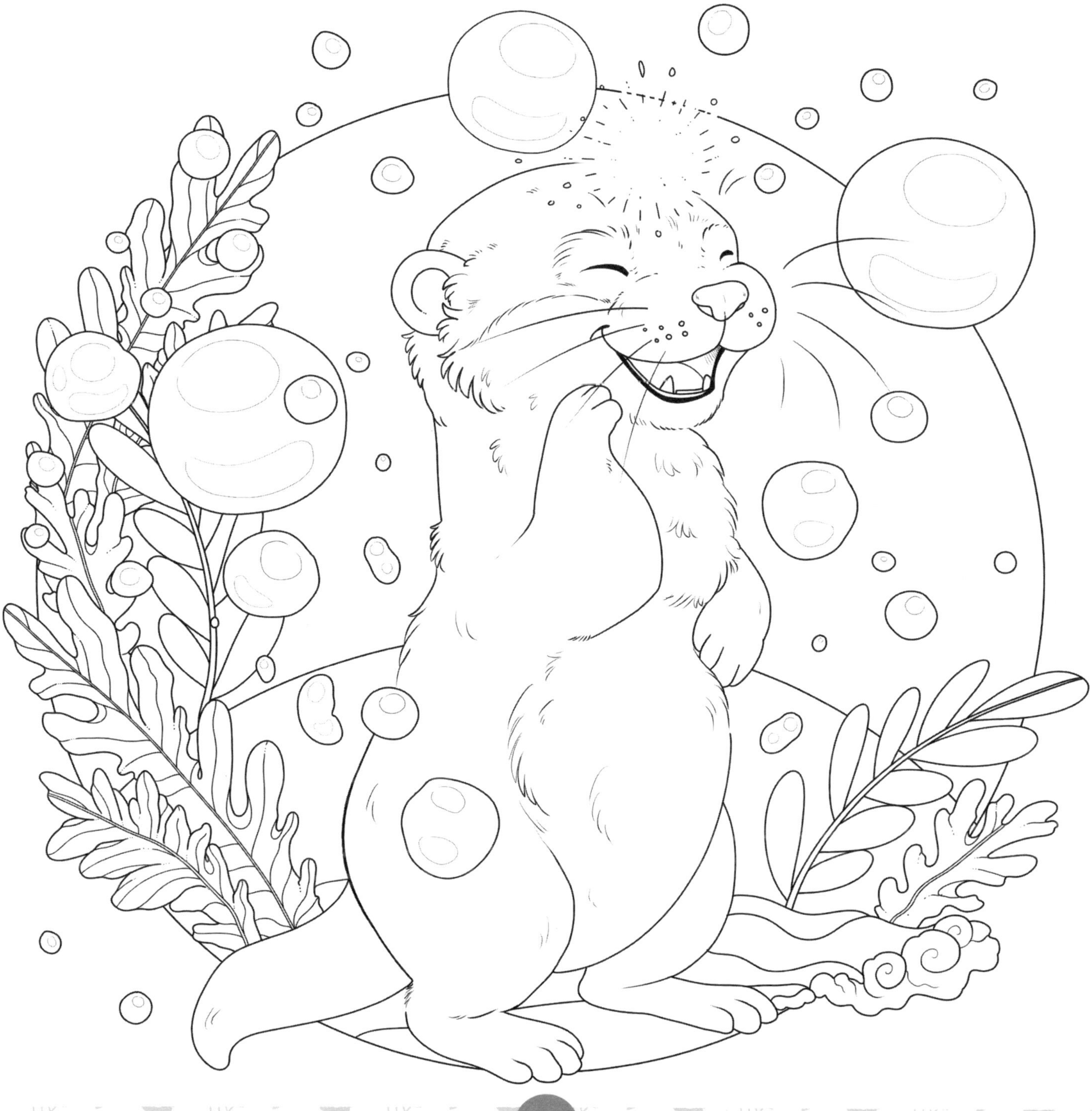

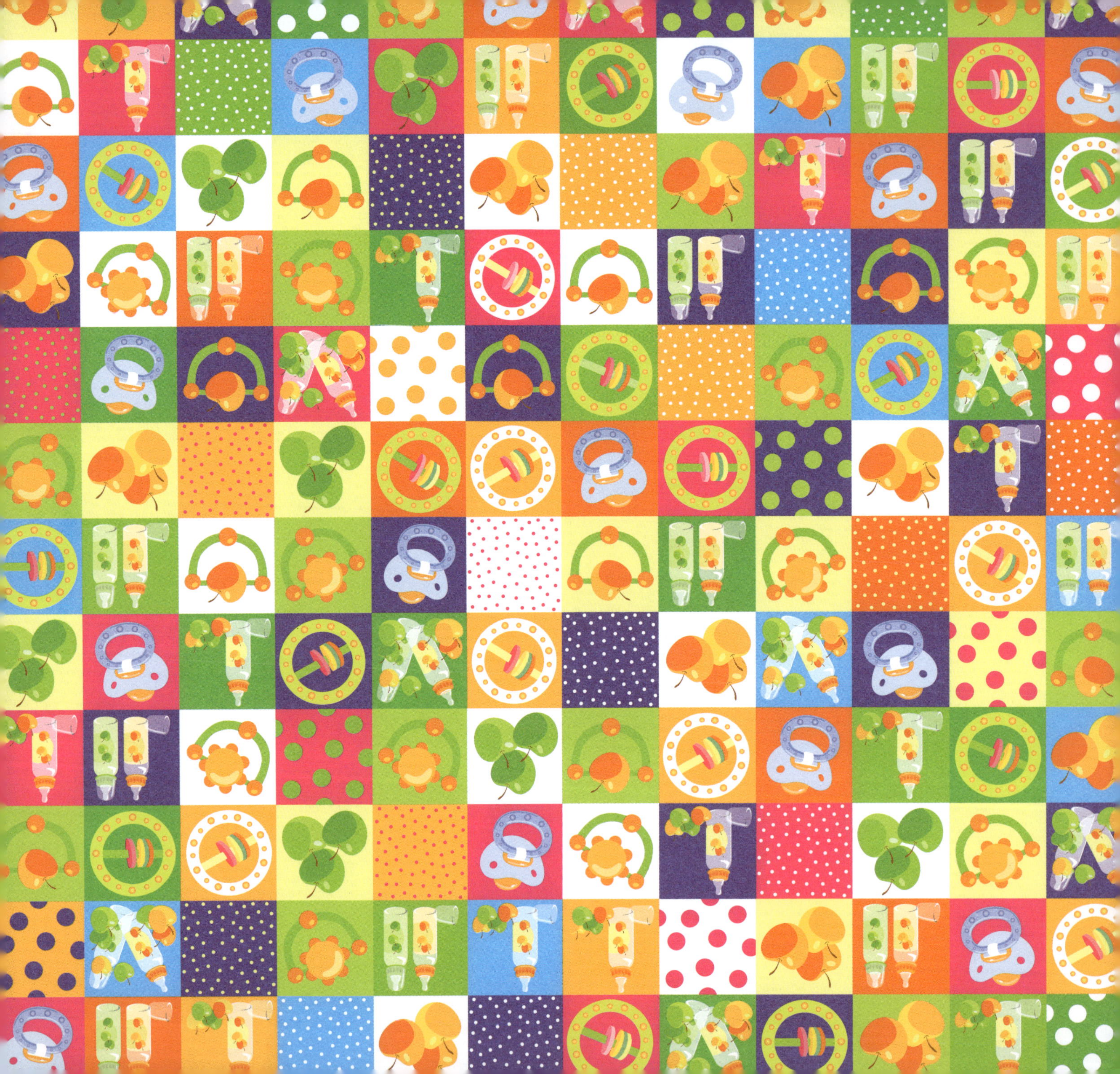

Arukone

Verbinde alle gleichen Elemente mit einer Linie. Keine der Linien darf eine andere kreuzen und es müssen alle Kästchen des Rätsels benutzt werden. Die Linien dürfen nur waagerecht und senkrecht von der Mitte eines Kästchens zum nächsten geführt werden.

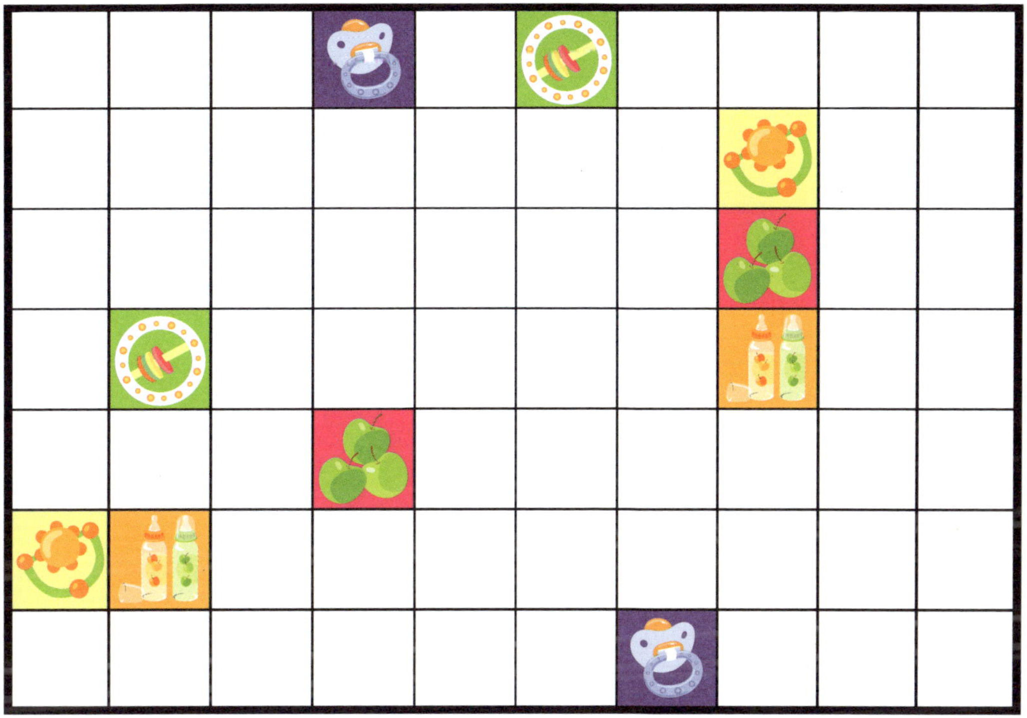

➲ Lösung auf Seite 116

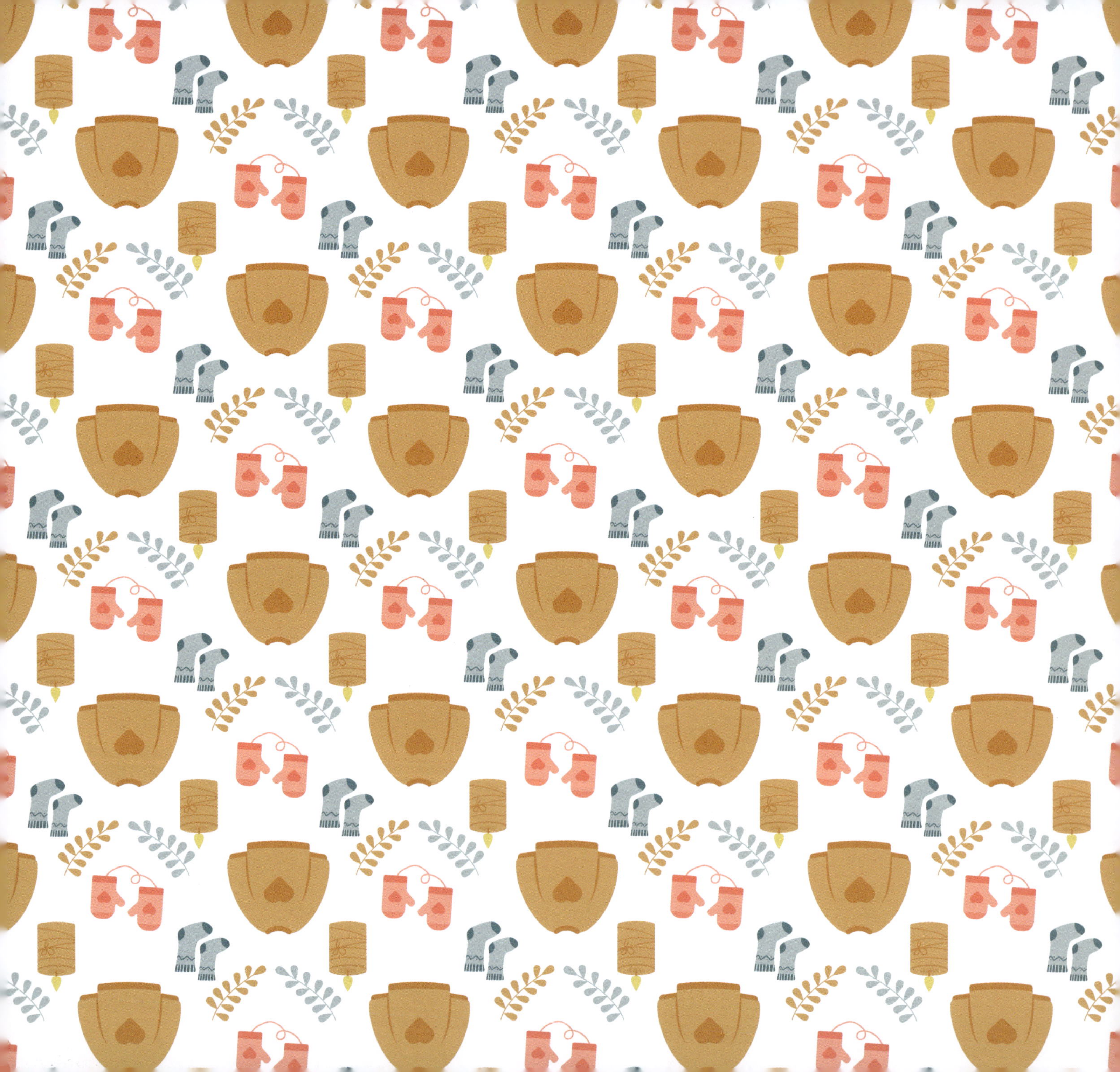

Kindertrödel

Katja schlendert heute mit ihren Freundinnen über den Trödelmarkt des Kindergartens, um nach schönen Kleidungsstücken für ihr zwei Monate altes Baby Johan Ausschau zu halten. Vier Dinge sind bereits in ihrer Einkaufstasche gelandet. Welche sind das, und wie viel Geld hat Katja für sie bezahlt?

		Größe				Farbe				Preis			
		62	68	74	80	dukelrot	hellblau	olivgrün	orange	3 Euro	4 Euro	5 Euro	6 Euro
Kleidung	Overall												
	Pullover												
	Schlafsack												
	Strampler												
Preis	3 Euro												
	4 Euro												
	5 Euro												
	6 Euro												
Farbe	dukelrot												
	hellblau												
	olivgrün												
	orange												

1. Der Strampelanzug in der Kindergröße 68 ist weder olivgrün noch hellblau. Er hat weniger als fünf Euro gekostet und ist damit so wie die meisten anderen der Kleidungsstücke hier ein echtes Schnäppchen. Eine größere Zahl als die 68 steht dagegen auf dem Kleiderschild in dem Schlafsack, den Katja gekauft hat.

2. Der Overall ist aus Fleece und olivgrün mit blauen Handschuhen und Schuhen daran. Diese Farbe wird sich bestimmt als praktisch erweisen, weil Johan den Overall draußen im Freien tragen soll, wenn es im Herbst kälter wird.

3. Für vier Euro hat Katja ihren bisherigen Favoriten, das hellblaue Kleidungsstück, erworben, welches weder ein Schlafsack ist noch mit Größe 74 ausgezeichnet wurde. Das flauschige Stück in Größe 74 hat hingegen sechs Euro gekostet, was immer noch sehr wenig ist, wenn man bedenkt, dass der Neuwert sicher bei mehr als 30 Euro gelegen hat.

4. Das orangene Kleidungsstück ist laut Auszeichnung das größte der vier. Es fällt allerdings eher klein aus, ganz im Gegensatz zum kleinsten der vier Teile, sodass es insgesamt gut hinkommen wird, dass Johan alles in den nächsten Monaten tragen kann.

➲ Lösung auf Seite 116

Fehlersuche

In den beiden Bildern gibt es 10 Unterschiede.
Finde die Fehler im oberen Bild und male das untere aus.

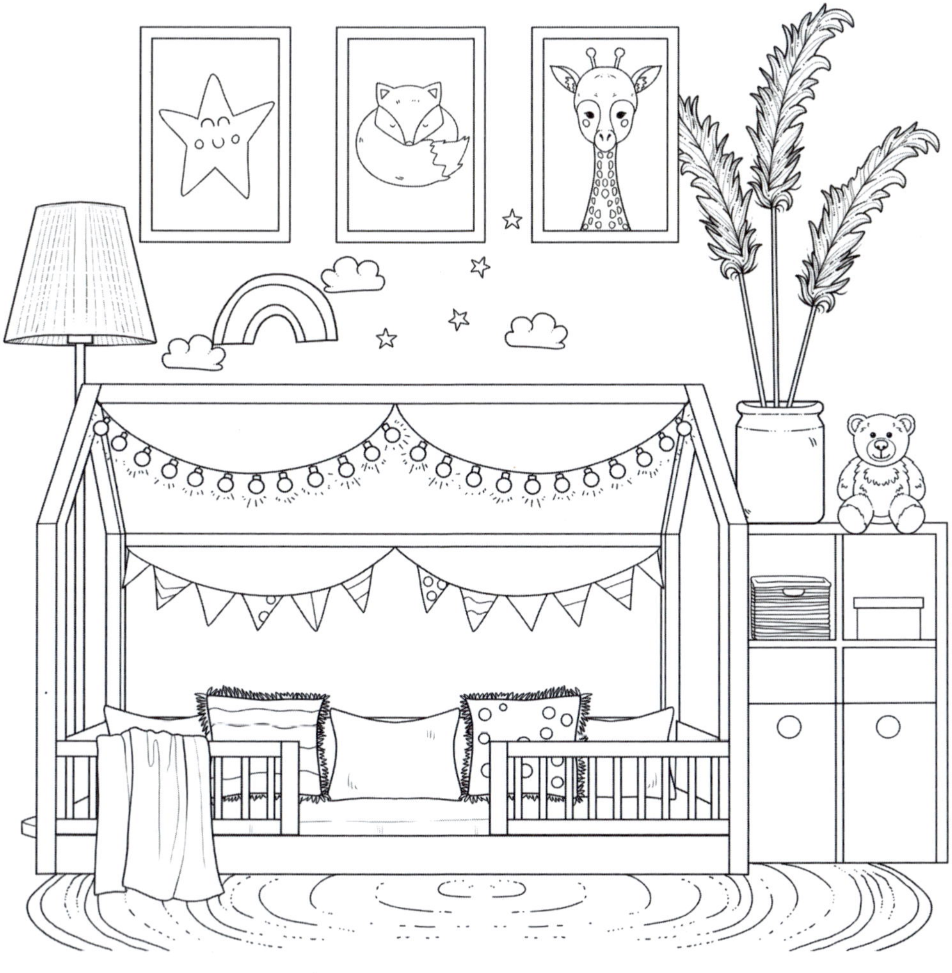

➡ Lösung auf Seite 116

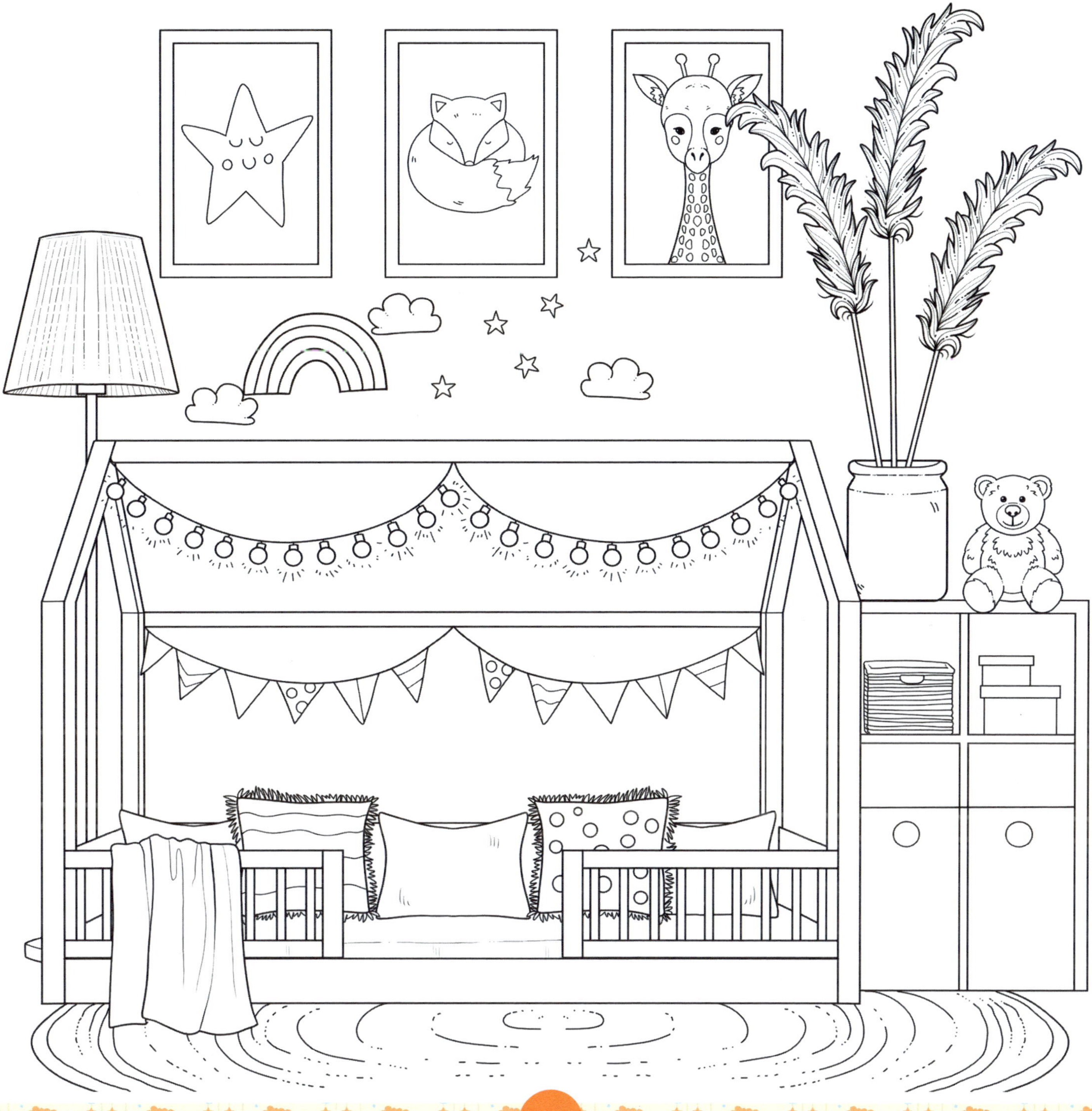

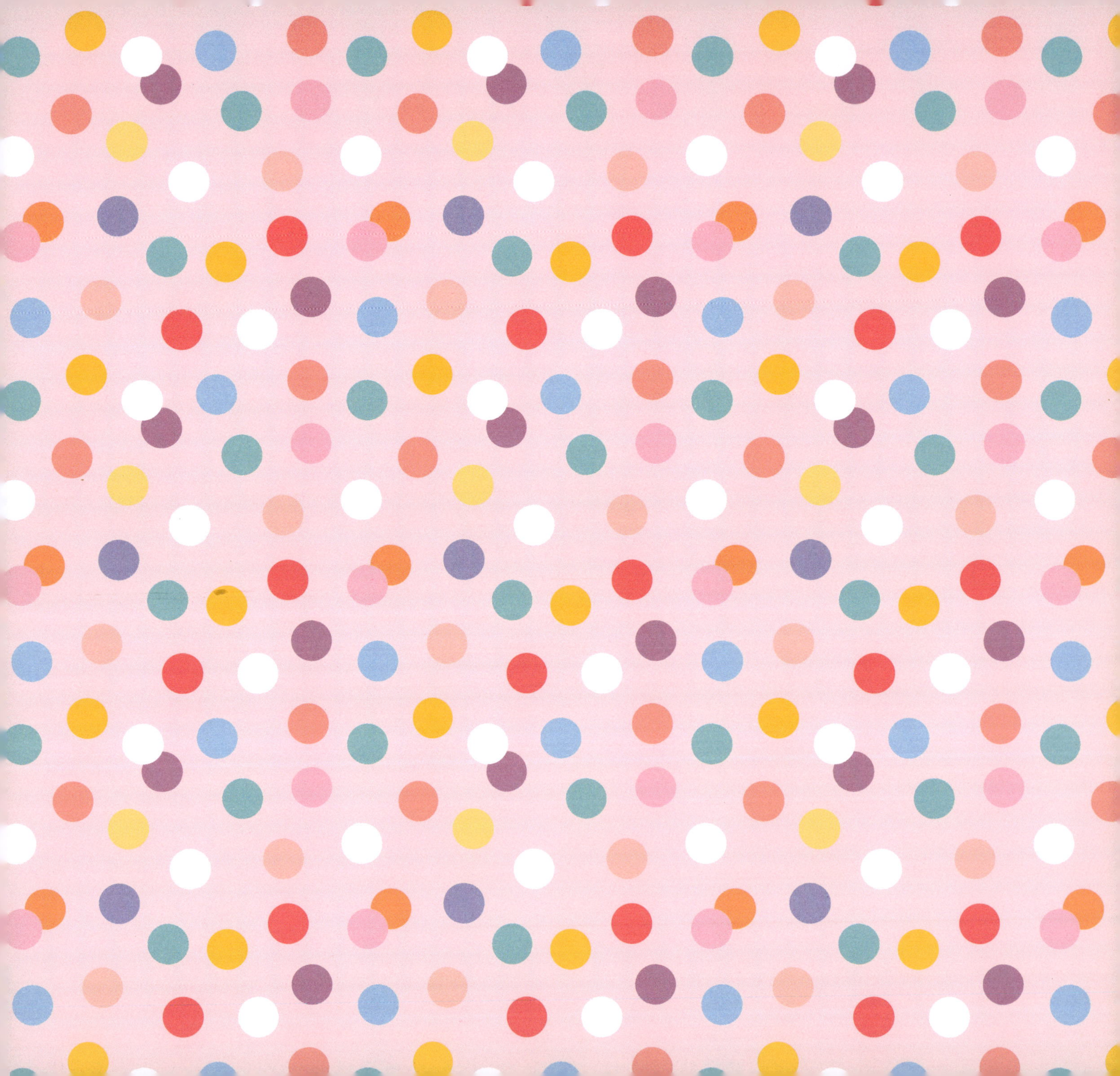

Bruchstücke

Füge die rechten und linken Bruchstücke so zusammen, dass neue sinnvolle Wörter entstehen. Die linken Wortteile stehen bereits in der richtigen Reihenfolge.

MUTTER	☐	☐	KISTE
WICKEL	☐	☐	ARZT
FAMILIEN	☐	☐	TISCH
BABY	☐	☐	ZEIT
STILL	☐	☐	PLANUNG
SCHNULLER	☐	☐	PASS
SPIELZEUG	☐	☐	SCHALE
ELTERN	☐	☐	KISSEN
KINDER	☐	☐	BAND

➲ Lösung auf Seite 117

Punkt für Punkt

Manchmal fällt es beim Ausmalen schwer, sich für die richtigen Farben zu entscheiden. An solchen Tagen kann es entspannender sein, sich auf die Linien des Motivs zu konzentrieren. Diese Bilder laden dich genau dazu ein – entspanntes Zeichnen, ganz ohne Druck. Einen Kugelschreiber, Fineliner oder Bleistift hast du sicher schon in der Hand. Folge nun ganz in Ruhe den Linien von Punkt zu Punkt, bis am Ende ein fertiges Bild entsteht. Und wer weiß, vielleicht bekommst du ja an einem anderen Tag Lust, es doch noch zu kolorieren!

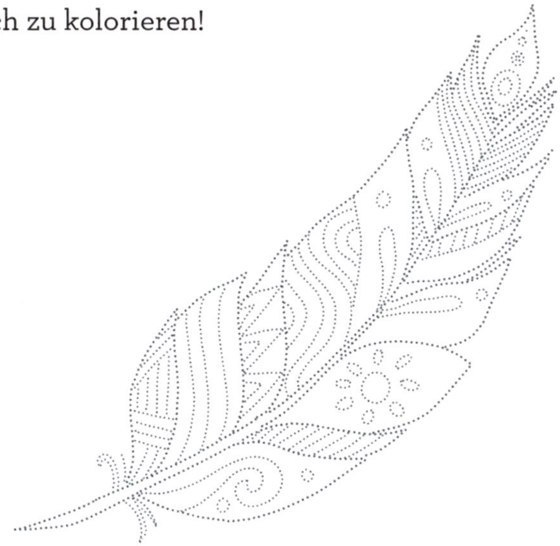

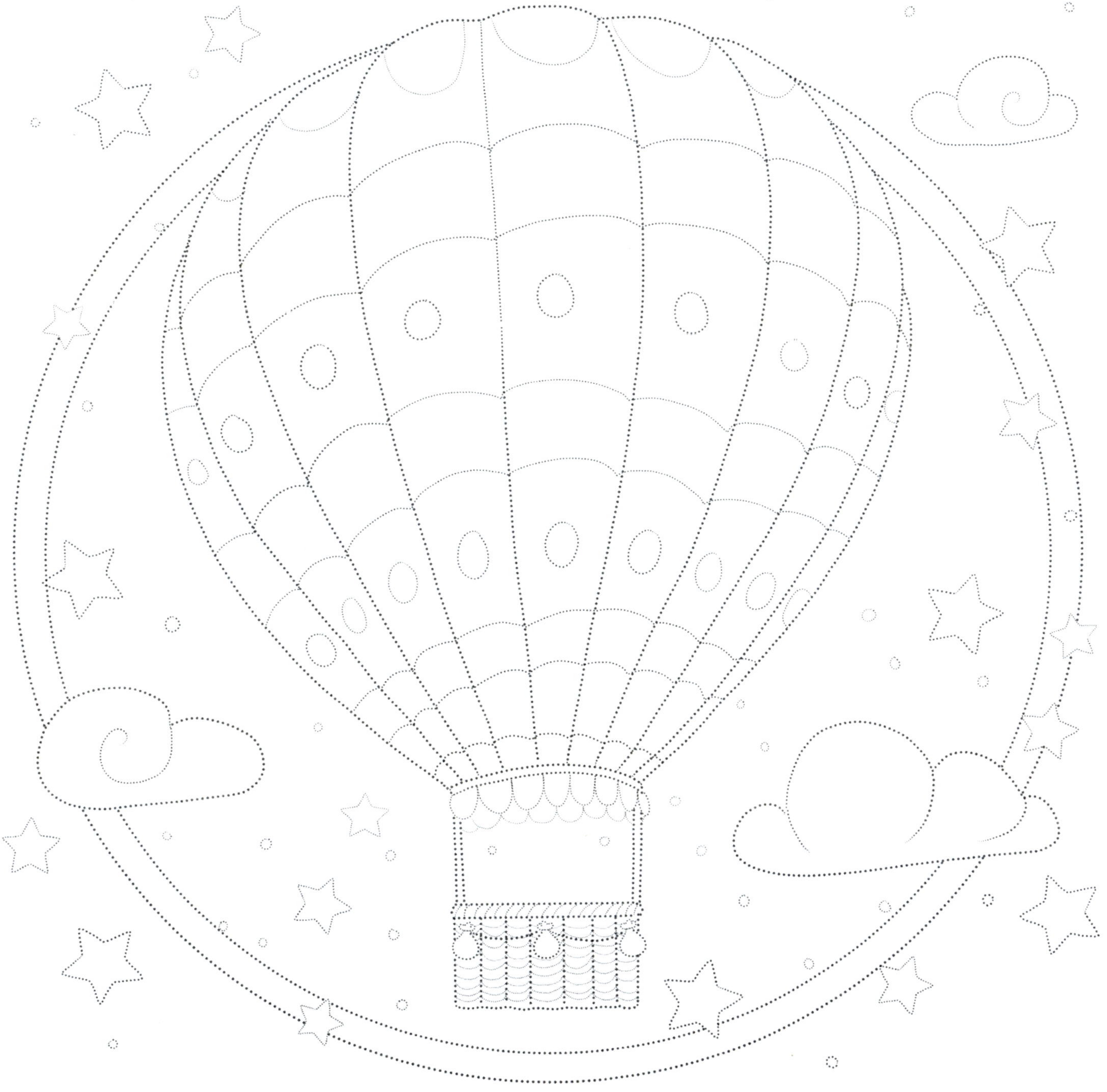

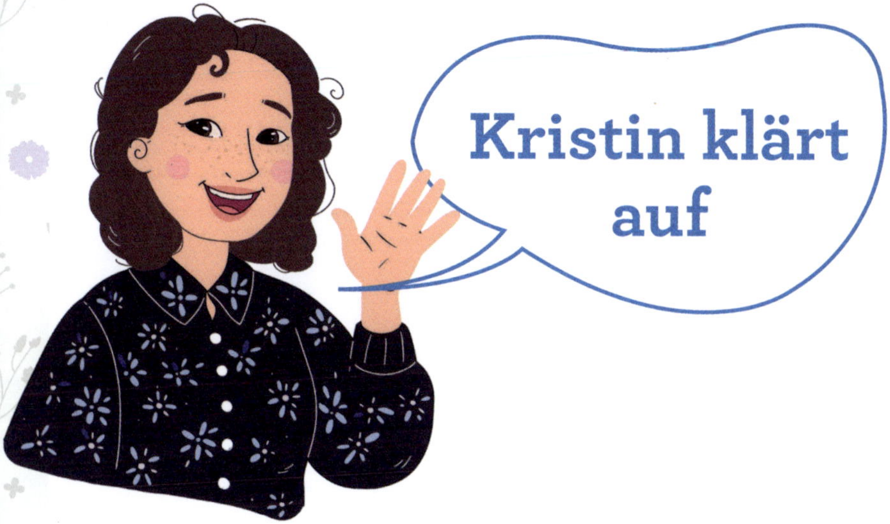

Kindspech – der Name ist Programm

Der erste Stuhl eines Neugeborenen wird Mekonium, umgangssprachlich Kindspech genannt. Er besteht aus abgeschilfertem Epithel der Darmhäute, eingedickter Galle sowie verschluckten Haaren und Hautschuppen. Streng genommen ist er damit kein Verdauungsendprodukt. Von der Konsistenz und Farbe erinnert er stark an Pech, daher auch der Name Kindspech. Doch keine Sorge, mit Wasser und Öl kann man ihn gut von der Haut entfernen und auch aus Kleidung geht er wieder raus. Mekonium wird ca. bis zum zweiten Lebenstag abgesetzt, bevor der Stuhlgang mit zunehmender Nahrungsaufnahme des Neugeborenen in grünen Übergangsstuhl übergeht und nach ca. fünf Tagen zu gelbem Muttermilchstuhl wird.

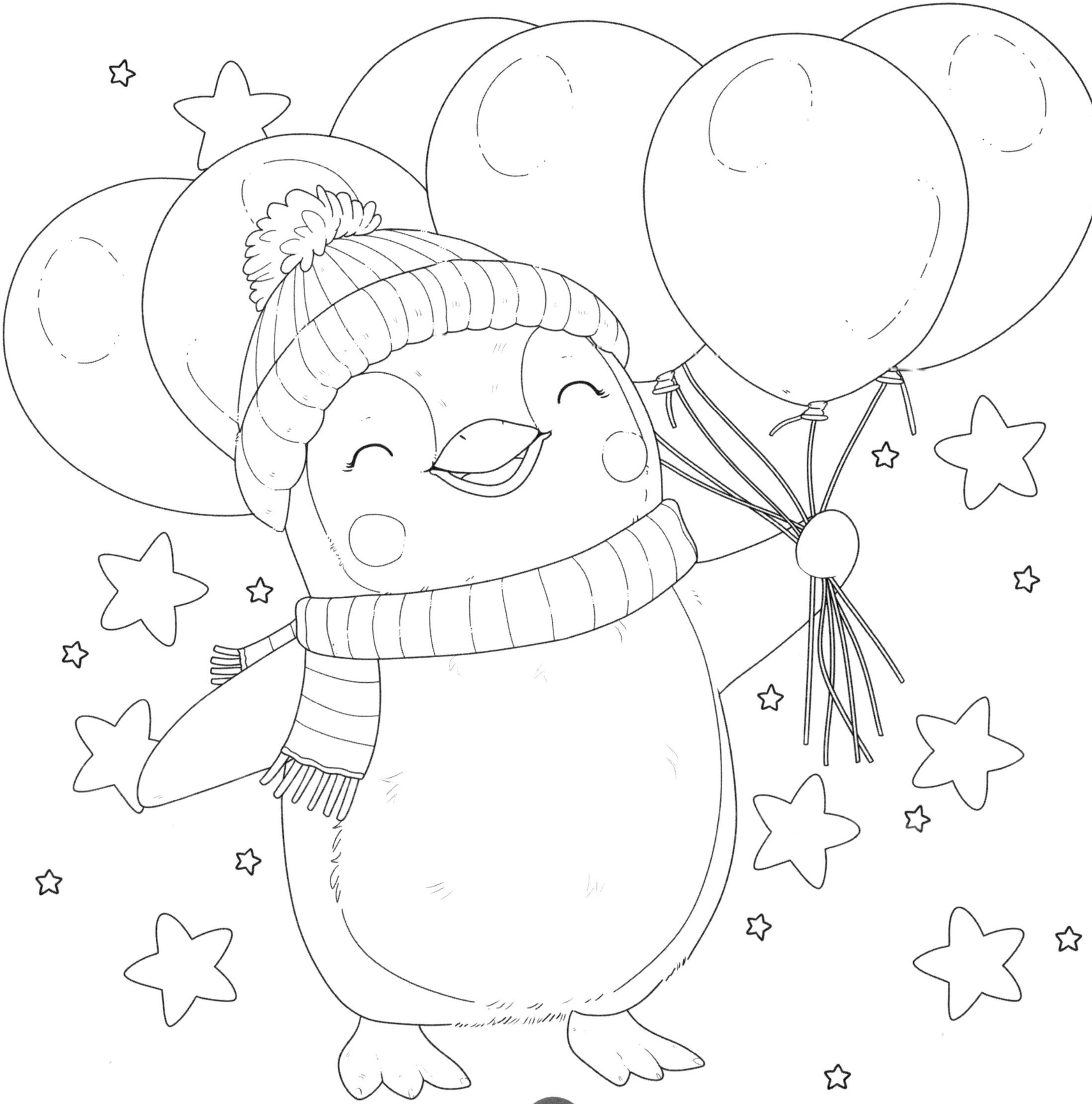

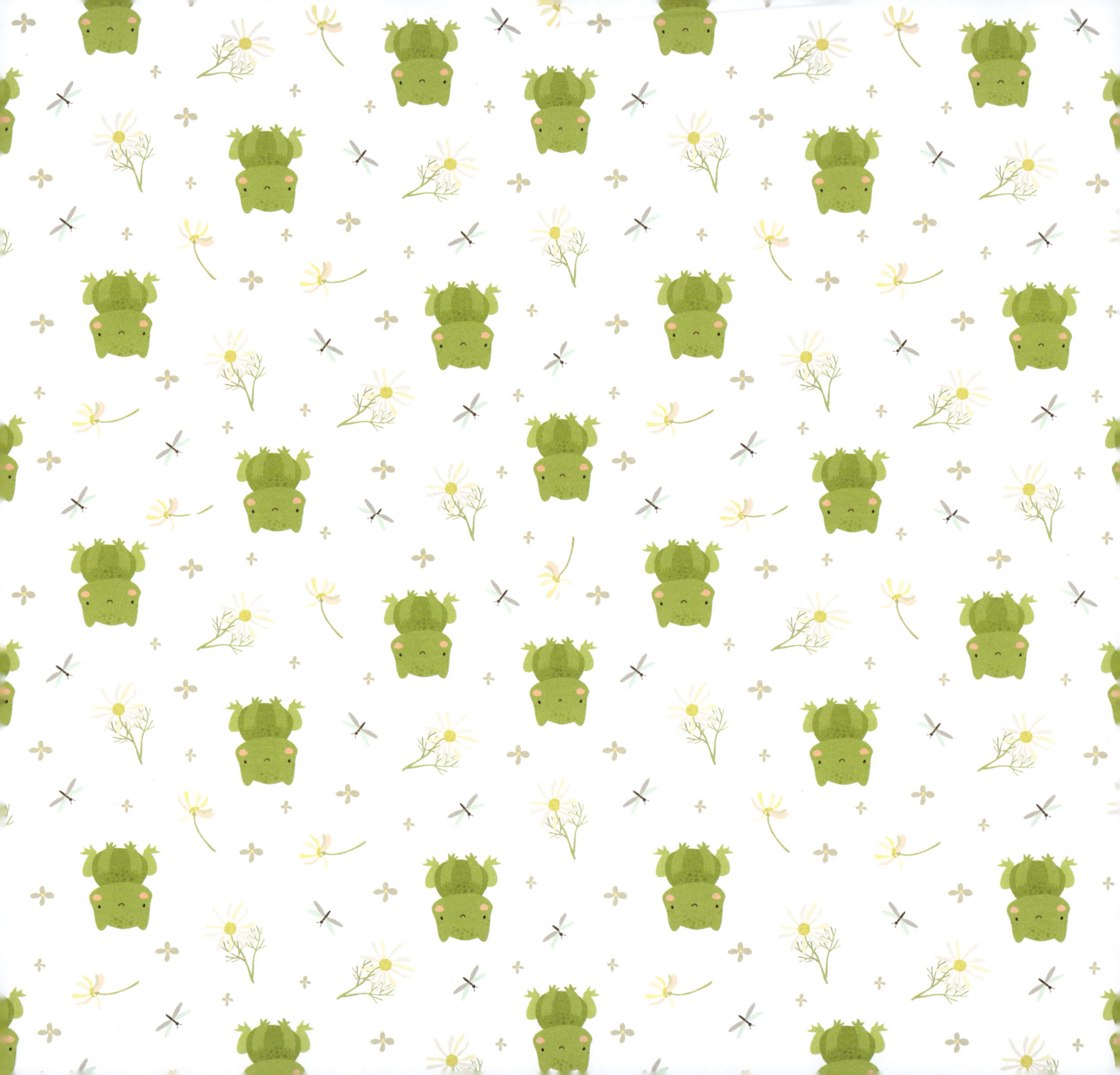

Sudoku

4	6	7	8	1				
	8		4			7		
9				6	7	2		4
	2		3		5	4		8
			2	7		1		
	3	9			6		2	7
	7	8				3		1
		6	9		3		7	
3		5		8				2

➲ Lösung auf Seite 117

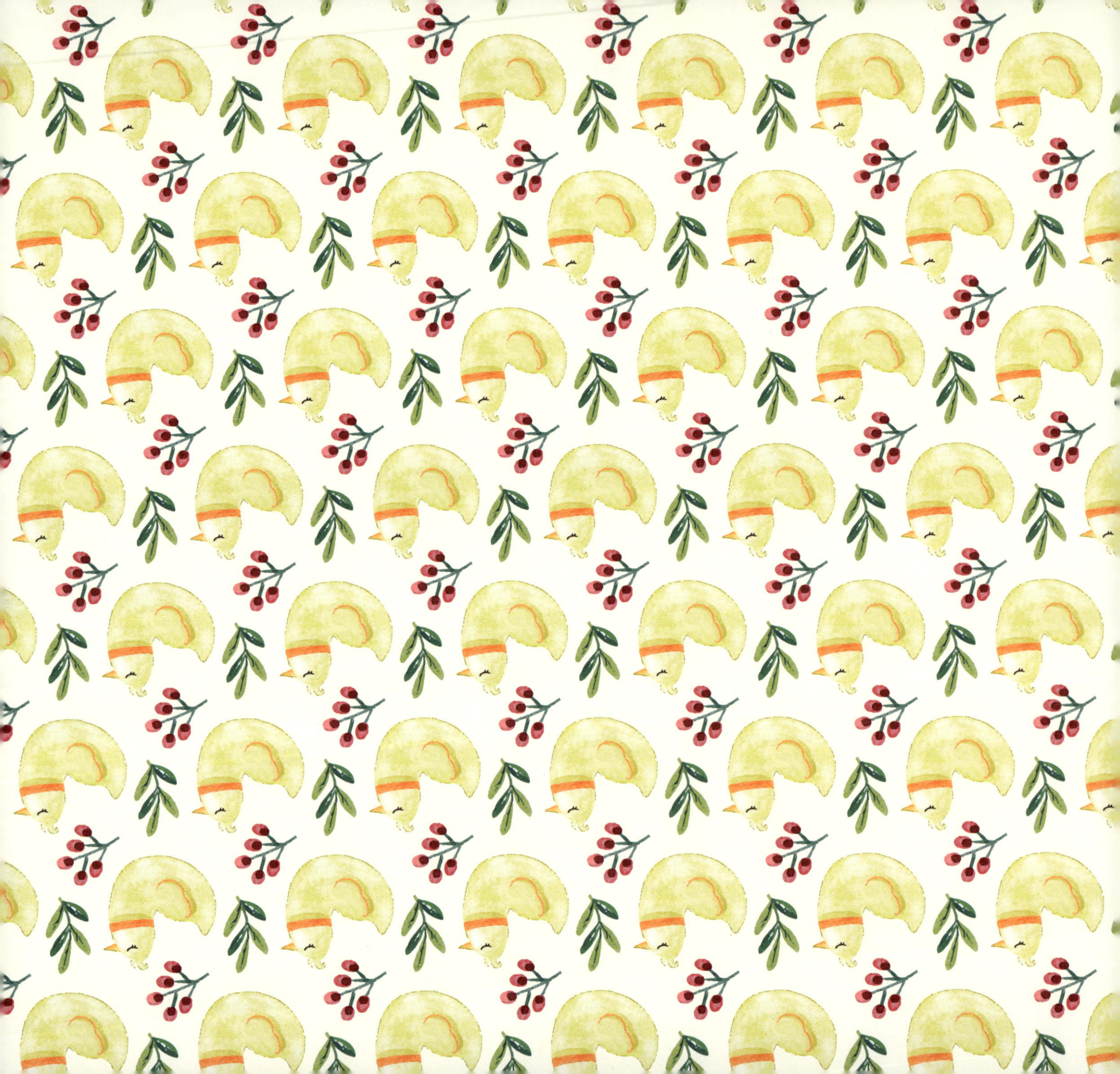

Buchstabensalat

In diesem Buchstabensalat haben sich 15 Spielzeuge versteckt. Die Wörter verlaufen horizontal und vertikal, sowohl vorwärts als auch rückwärts. Außerdem hat sich ein Wort eingeschlichen, das eigentlich kein Spielzeug sein sollte. Kannst du alle finden?

R	A	G	N	I	R	S	S	I	E	B	X	E	U	E
E	F	U	E	H	L	B	U	C	H	H	J	K	M	Q
I	X	A	O	Y	M	U	N	O	H	P	O	L	Y	X
T	K	R	E	I	S	E	L	L	S	K	L	L	A	B
L	B	L	L	E	S	S	A	R	E	L	Z	Z	U	P
E	E	Z	T	E	O	L	K	U	A	B	B	Y	T	A
H	R	H	U	L	E	I	P	S	A	P	U	P	P	E
C	G	N	U	N	E	I	D	E	B	N	R	E	F	V
S	O	T	U	A	M	U	R	M	E	L	B	A	H	N
U	M	D	R	E	F	P	L	E	K	U	A	H	C	S
K	E	T	N	E	E	H	C	S	T	E	I	U	Q	D

➲ Lösung auf Seite 117

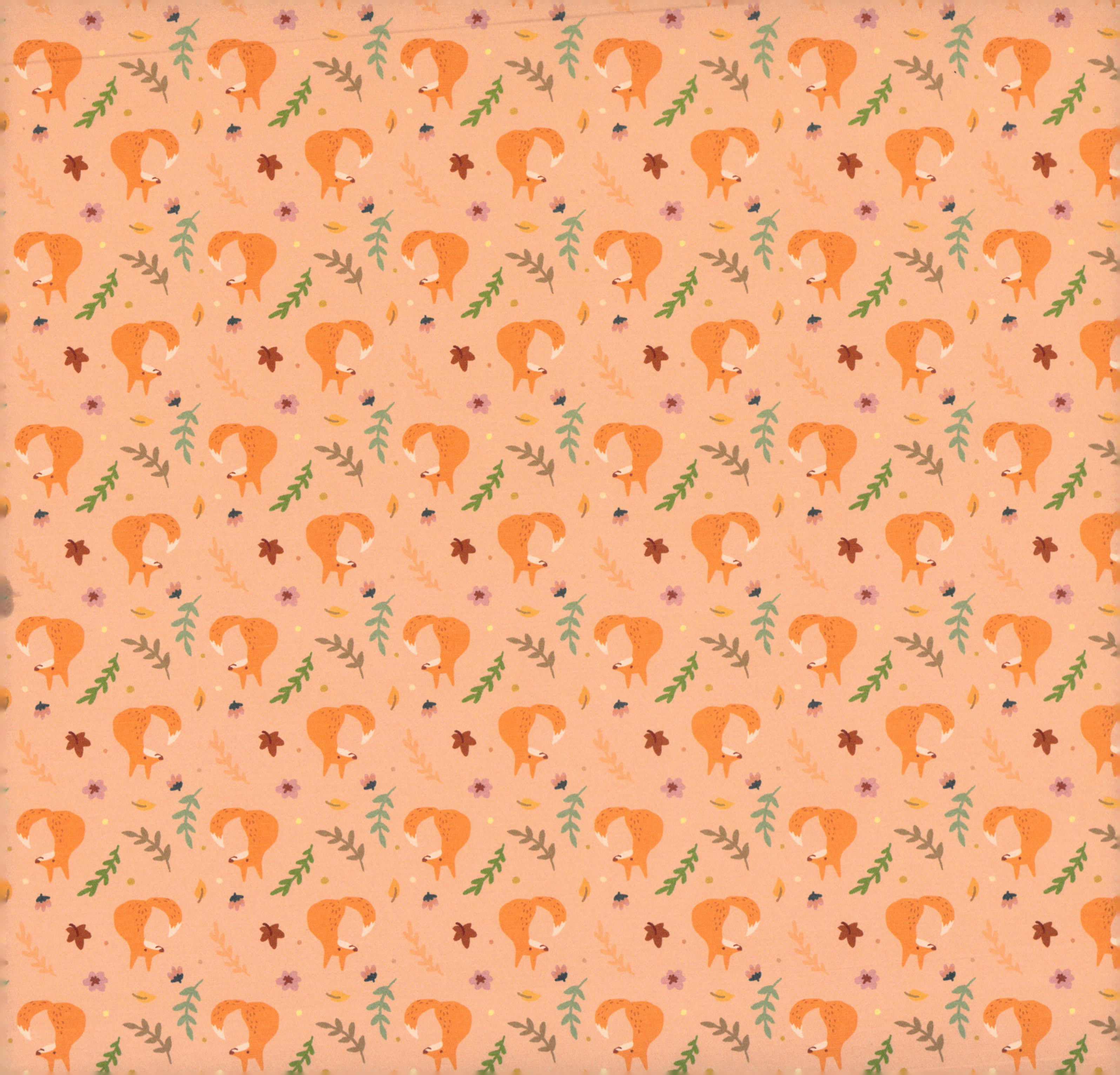

Gleich und Gleich gesellt sich gern

Welche der beiden Kuscheltiere sind gleich?

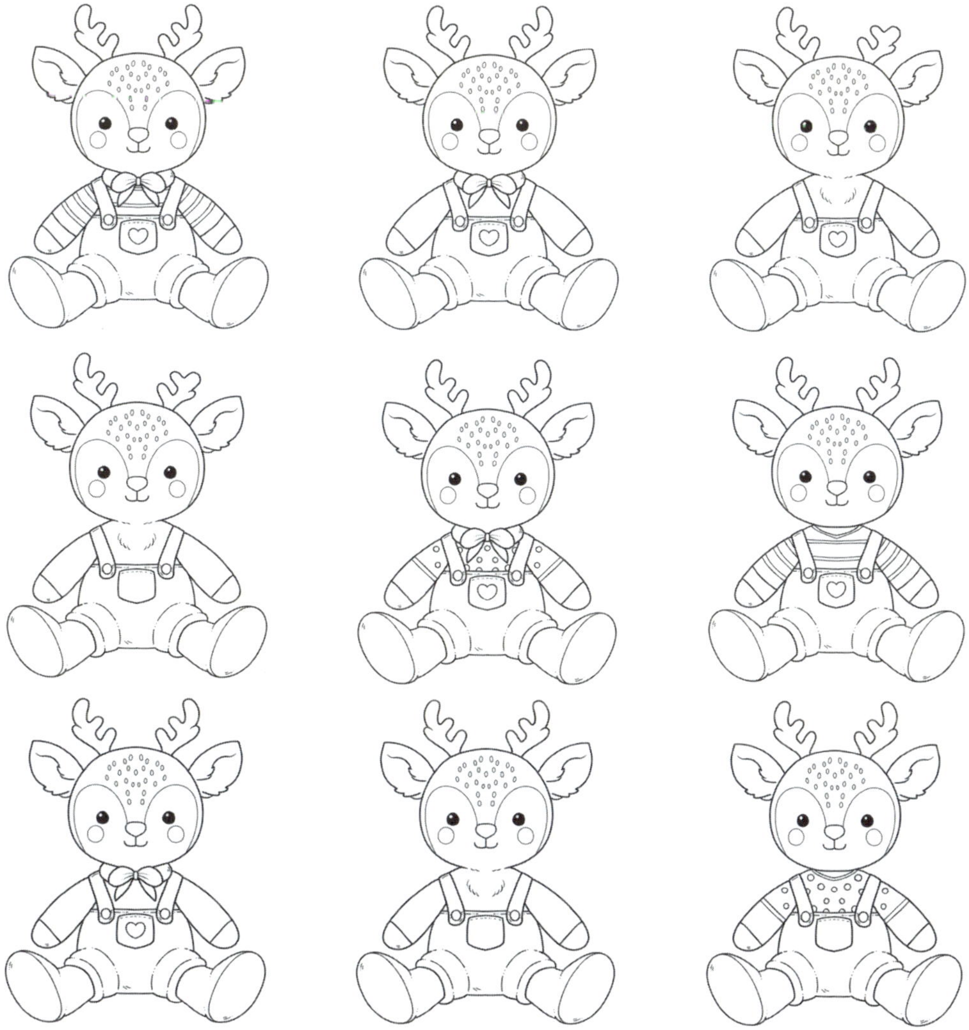

➲ Lösung auf Seite 117

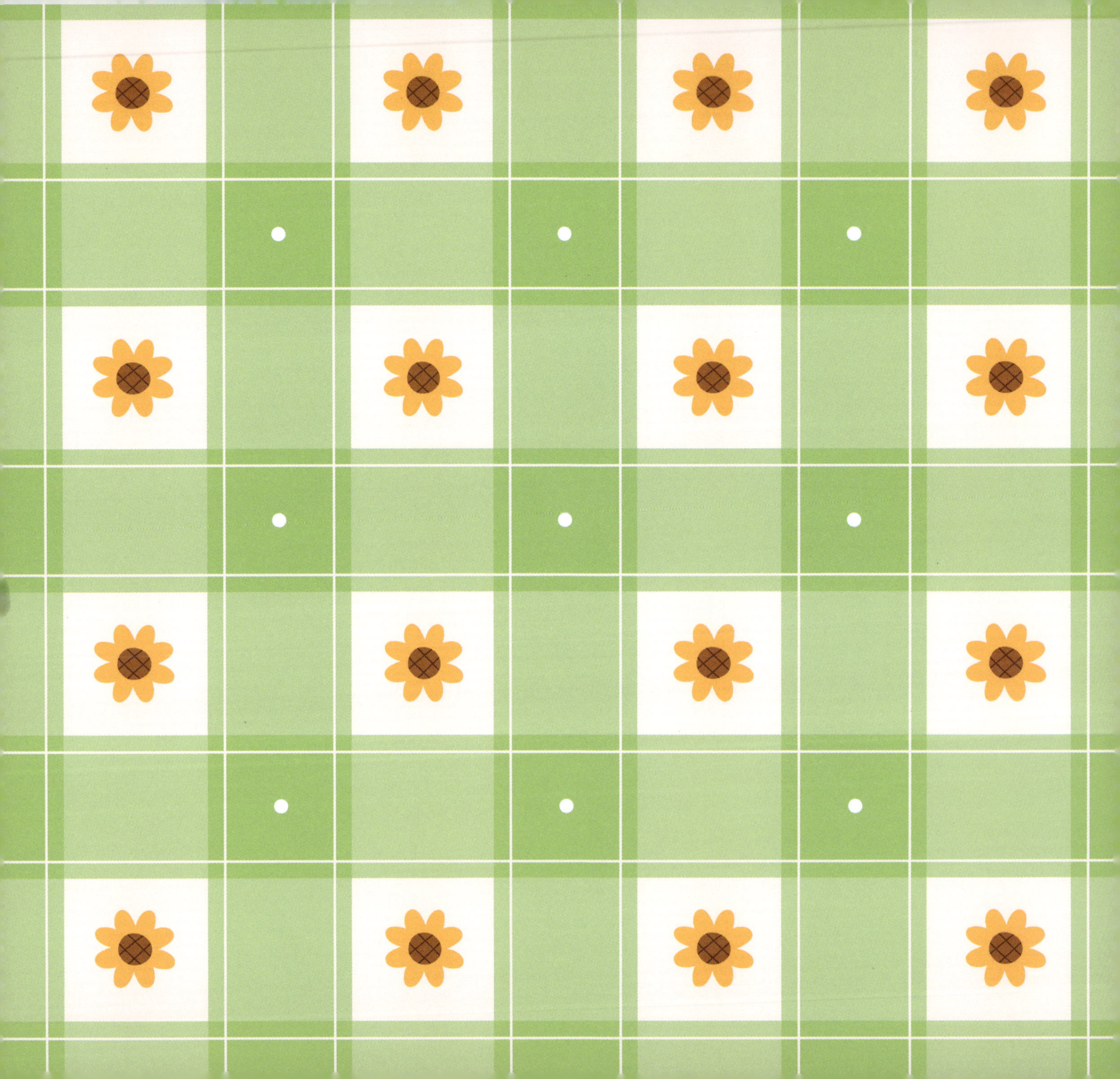

Buchstabenrätsel

Finde Wörter mit mindestens vier Buchstaben, die sich aus den vorgegebenen neun Buchstaben bilden lassen und dabei immer den mittleren Buchstaben enthalten. Zugelassen sind Vornamen, Orte und alle deutschen Wörter in der Einzahl sowie Zeit- und Eigenschaftswörter in der Grundform.

K	N	I
I	E	N
L	D	K

Lösung auf Seite 118

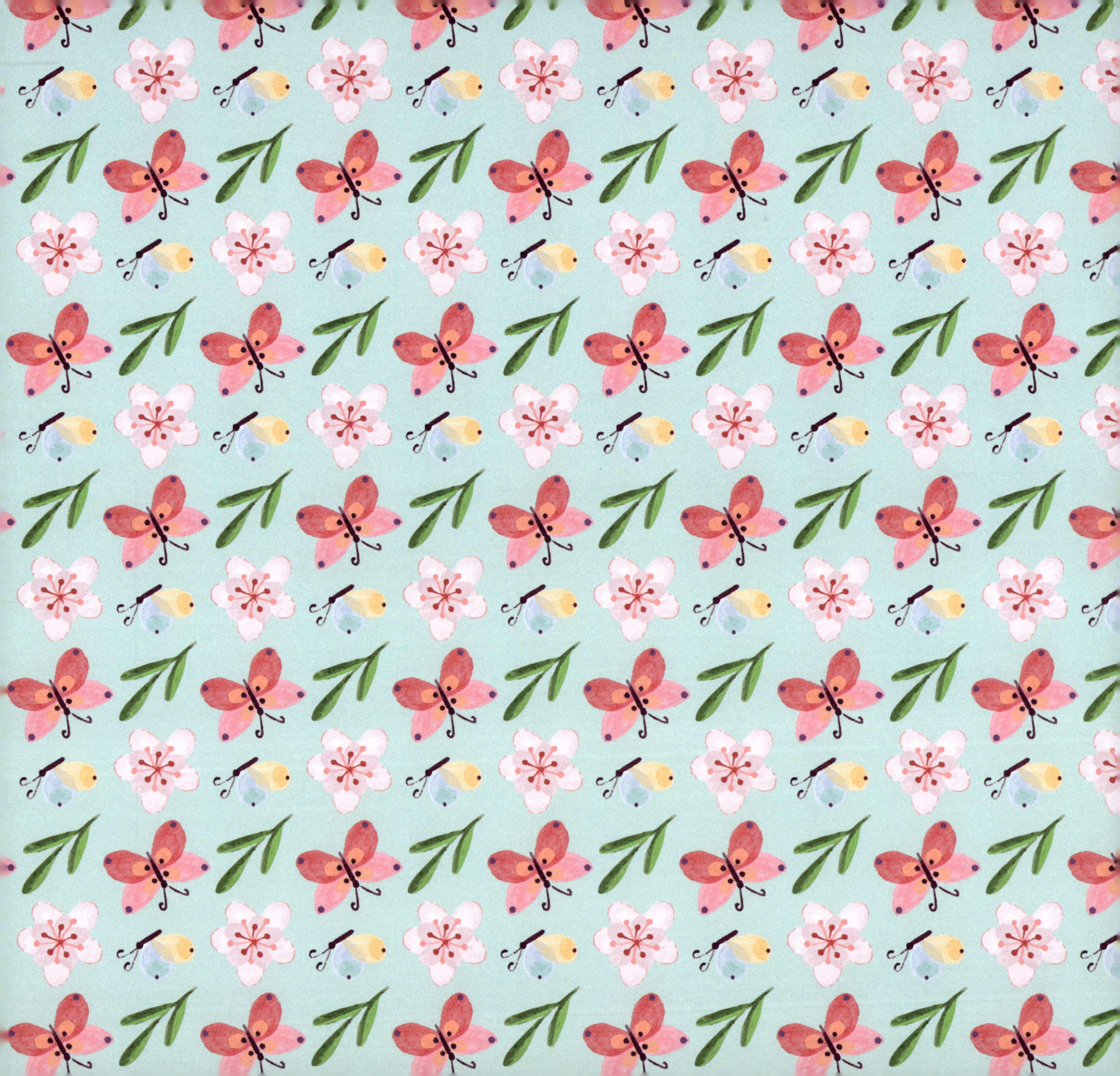

Brückenrätsel

Suche in jeder Zeile ein Wort, das sowohl das Ende des ersten Begriffs als auch den Anfang des zweiten Begriffs bildet. Die Kästchen unter dem Pfeil ergeben, von oben nach unten gelesen, das Lösungswort.

STILL		SCHLACHT
FAMILIEN		BILD
KINDER		DECKE
HAFER		ARTIG
GEBURTS		SYNDROM
ELTERN		ALTER
WIEGEN		TEXT
BABY		GEFUEHL
KRANKEN		TASCHE

Lösung auf Seite 118

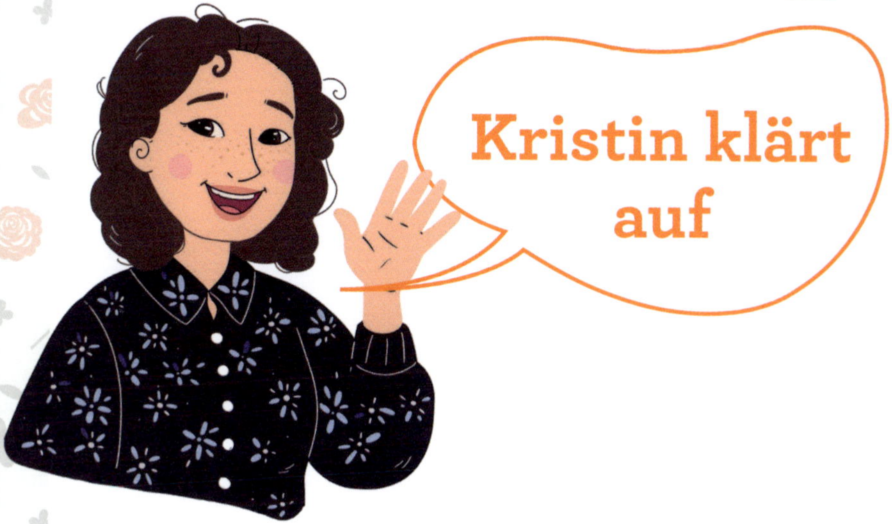

Geburt –

mit einem Schlag mehrere Kilos leichter

Eine schwangere Frau nimmt in der Regel zwischen acht und achtzehn Kilo in der Schwangerschaft zu, bedingt unter anderem durch ein höheres Blutvolumen, einen wachsenden Uterus, die Plazenta, Fruchtwasser, das Gewicht des Kindes und Wassereinlagerungen. Bei Geburt des Kindes verliert eine Frau im Schnitt ca. 6 kg auf einen Schlag. Allein ungefähr ein Kilo verliert man durch Flüssigkeitsverlust, verursacht durch Atmung und Schweiß unter der Geburt. Was zeigt, Geburt ist Arbeit. Hinzu kommen ca. 800 ml Fruchtwasser, ca. 300 ml Blutverlust und das individuelle Gewicht des Kindes und der Plazenta. Im Frühwochenbett bis zum 10. Lebenstag des Kindes erfolgt ein weiterer Gewichtsverlust von 3-4 kg durch die Rückbildung des Uterus (ca. 600 g), Blutvolumenreduktion (ca. 900 g) und der Ausscheidung von Gewebewasser durch Harn und Schweiß (ca. 2 kg). Bis zum Ende der Stillzeit können weitere 1-10 kg an Gewichtsverlust hinzukommen. Und das alles ohne Diät!

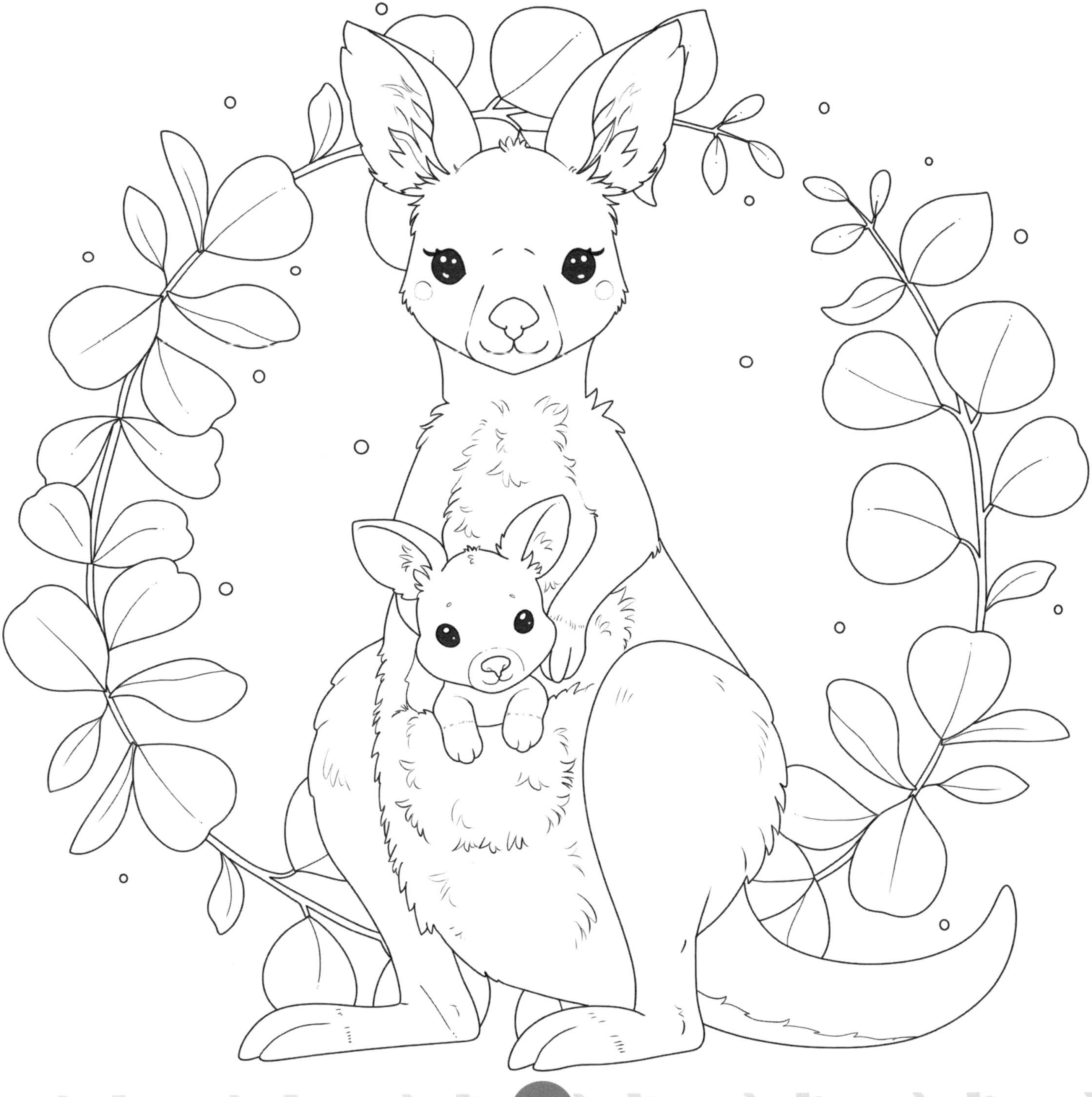

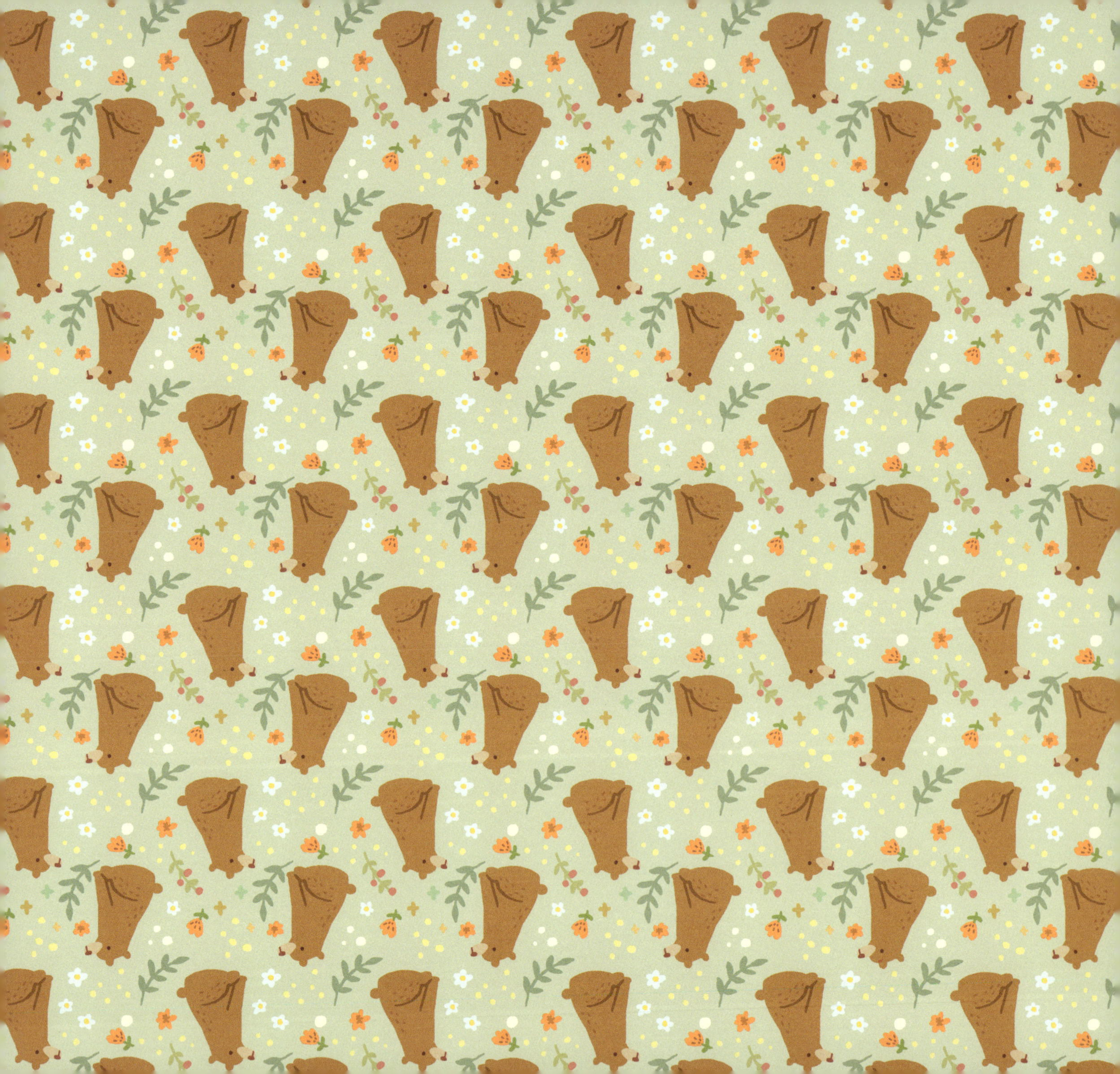

Wabenrätsel

Die richtigen Begriffe müssen im und gegen den Uhrzeigersinn beginnend bei der Pfeilspitze in die einzelnen Wabenkästchen eingetragen werden. Begriffe, deren Wabenkästchen sich überschneiden, teilen sich die darin einzutragenden Buchstaben.

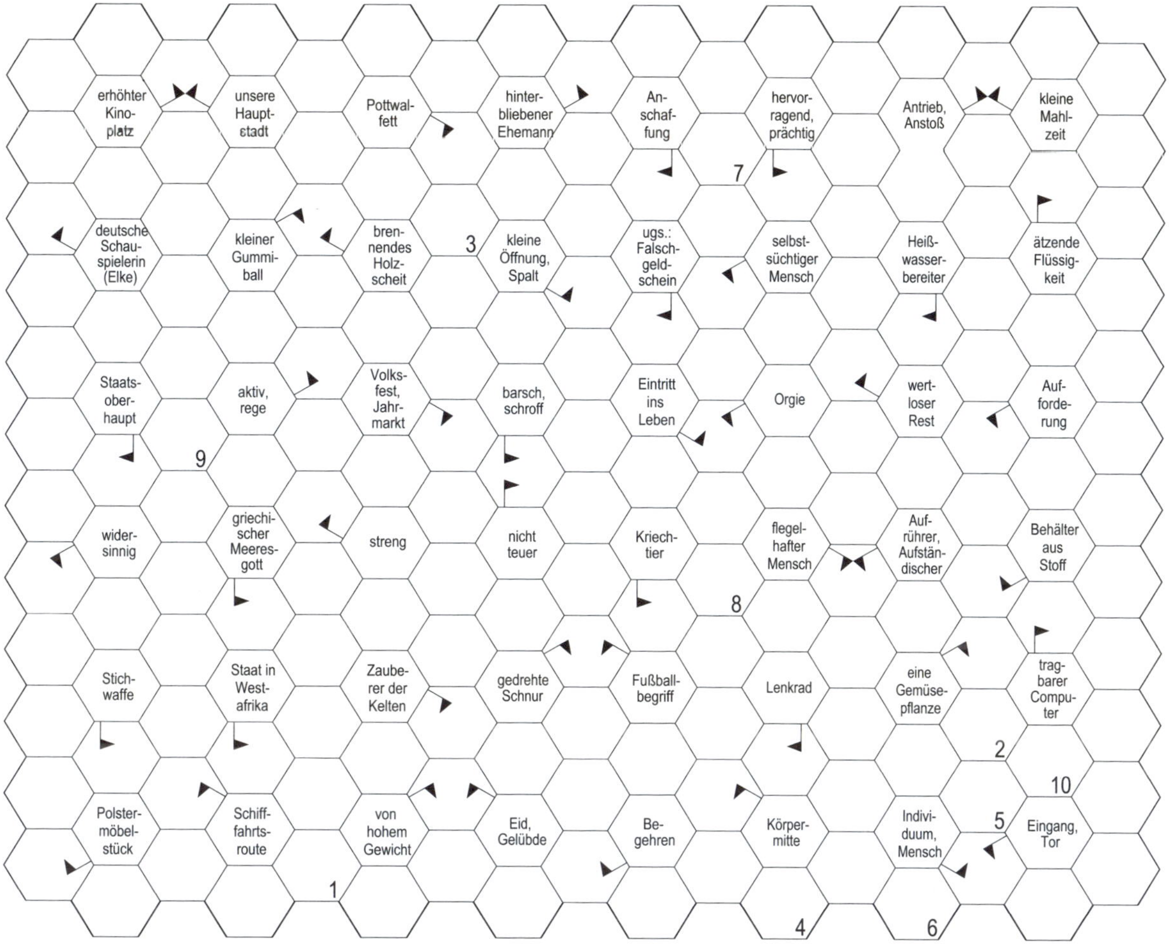

1	2	3	4	5	6	7	8	9	10

Lösung auf Seite 118

Entspann dich beim Ausmalen und lass dich von dem süßen Kinderzimmer zu neuen Einrichtungsideen inspirieren.

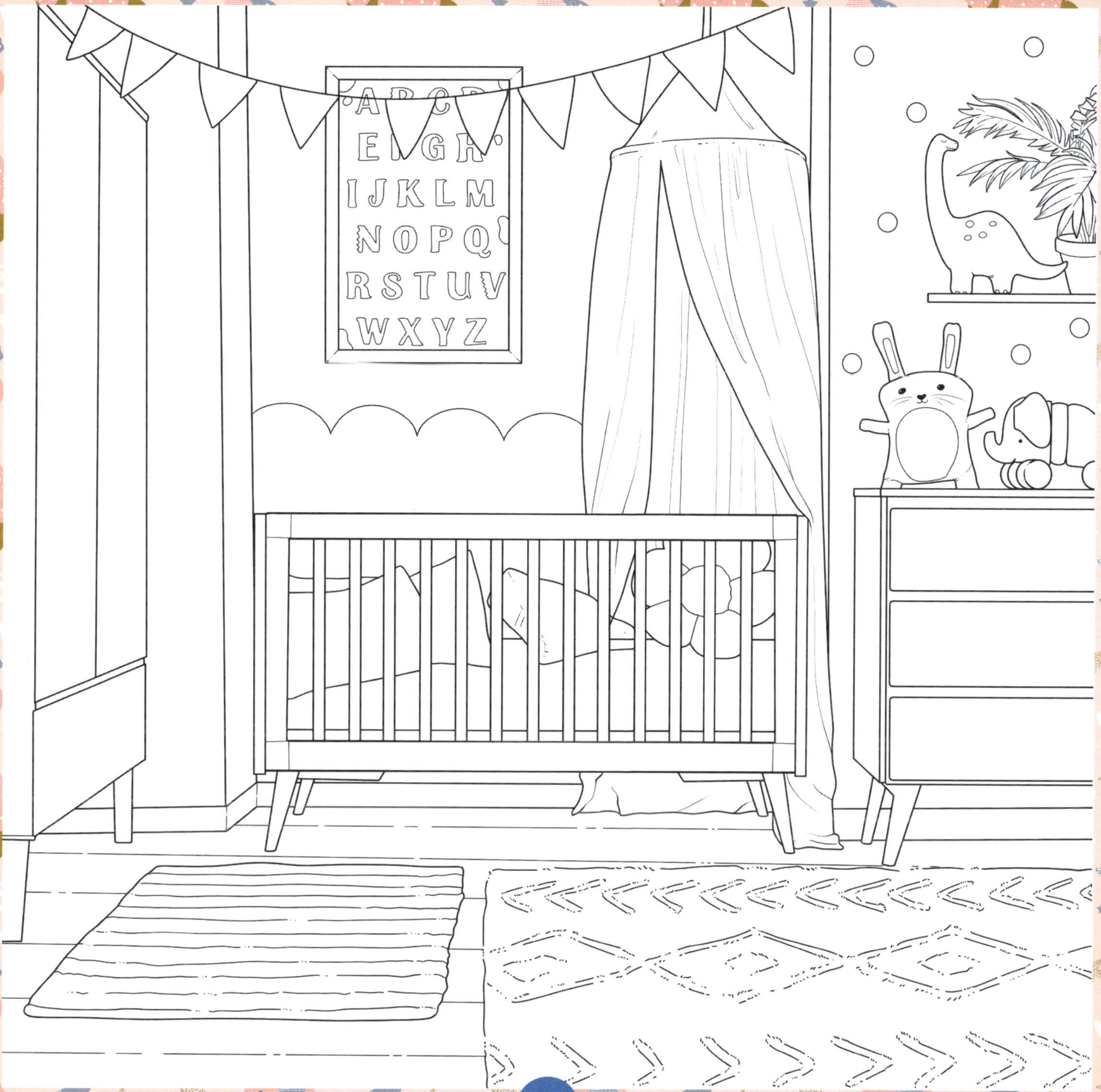
IJKLM
NOPQ
RSTUV
WXYZ

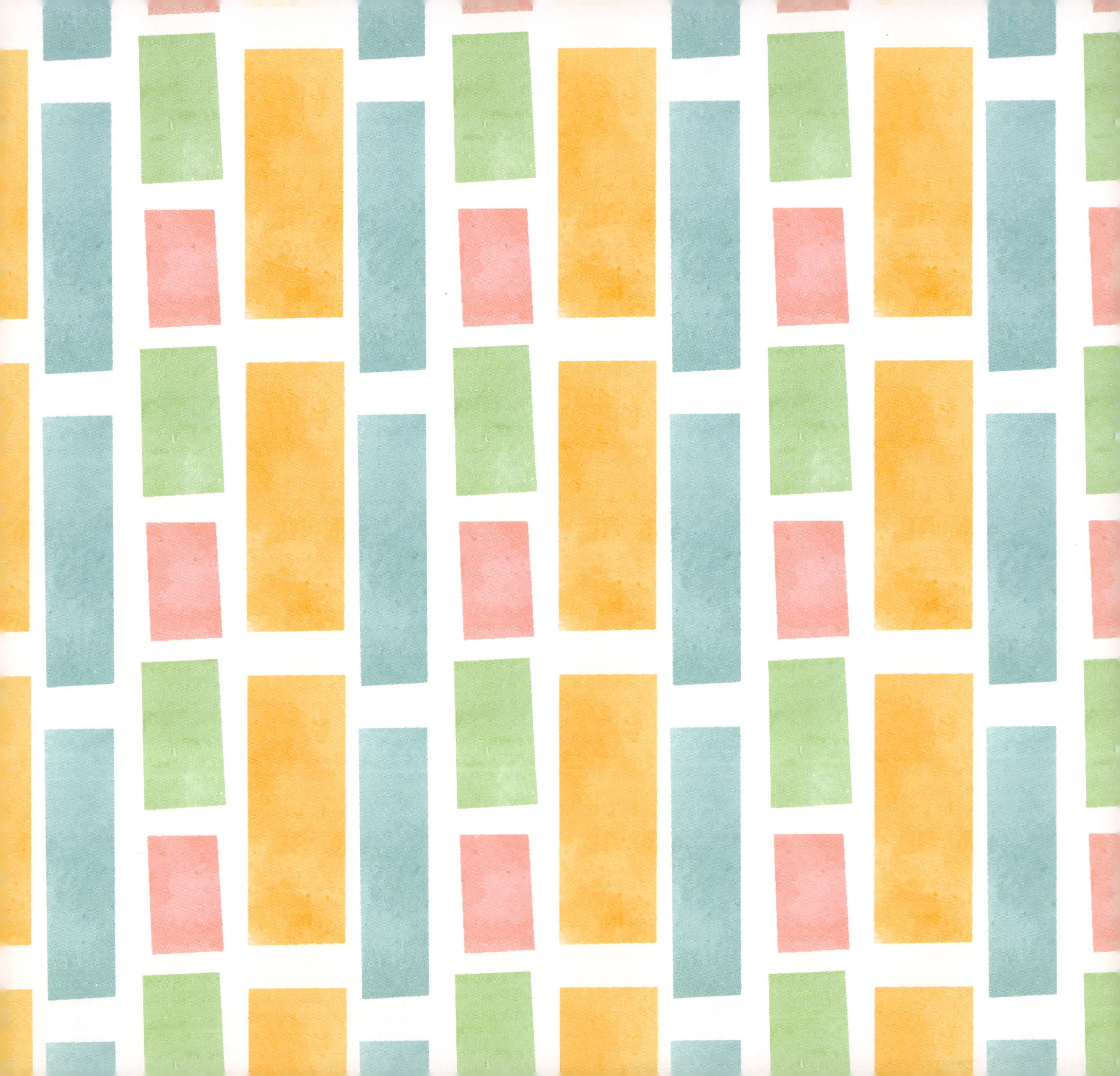

Schüttelrätsel

Lasse hat aus seinen Bauklötzen einen schönen Turm gebaut. Welche vier Wörter verstecken sich darin? Bausteine derselben Farbe gehören zusammen.

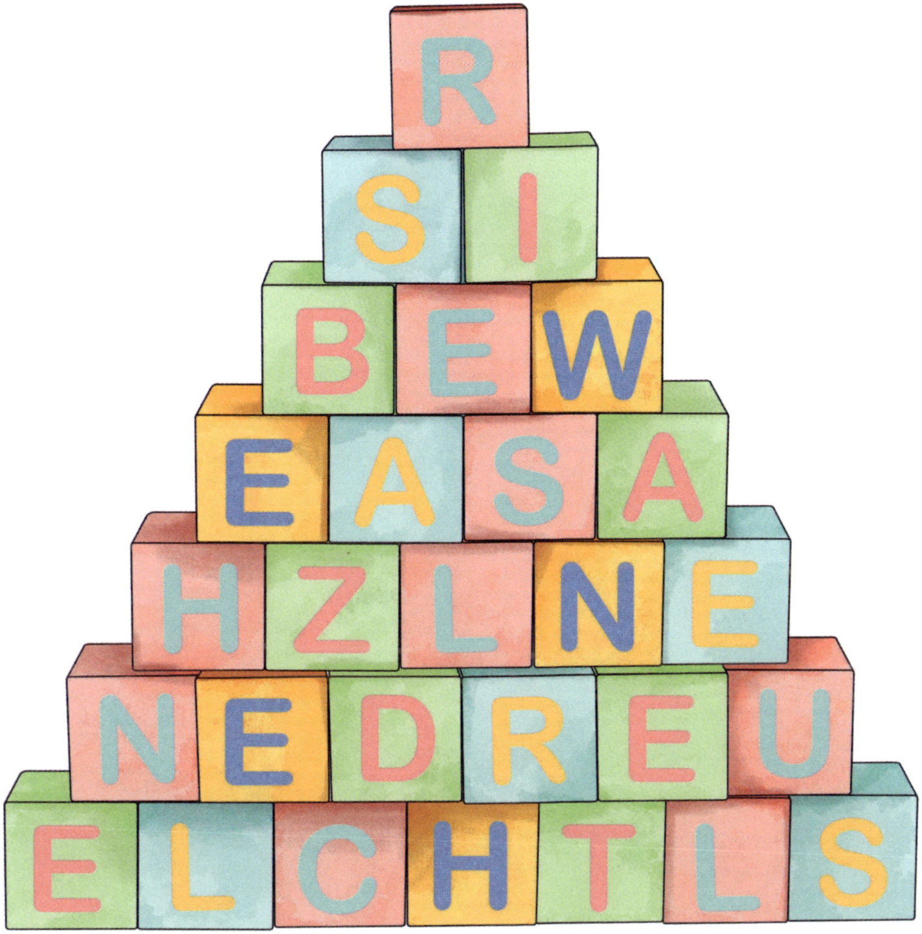

Lösung auf Seite 119

Fehlersuche

In den beiden Bildern gibt es 10 Unterschiede.
Finde die Fehler im oberen Bild und male das untere aus.

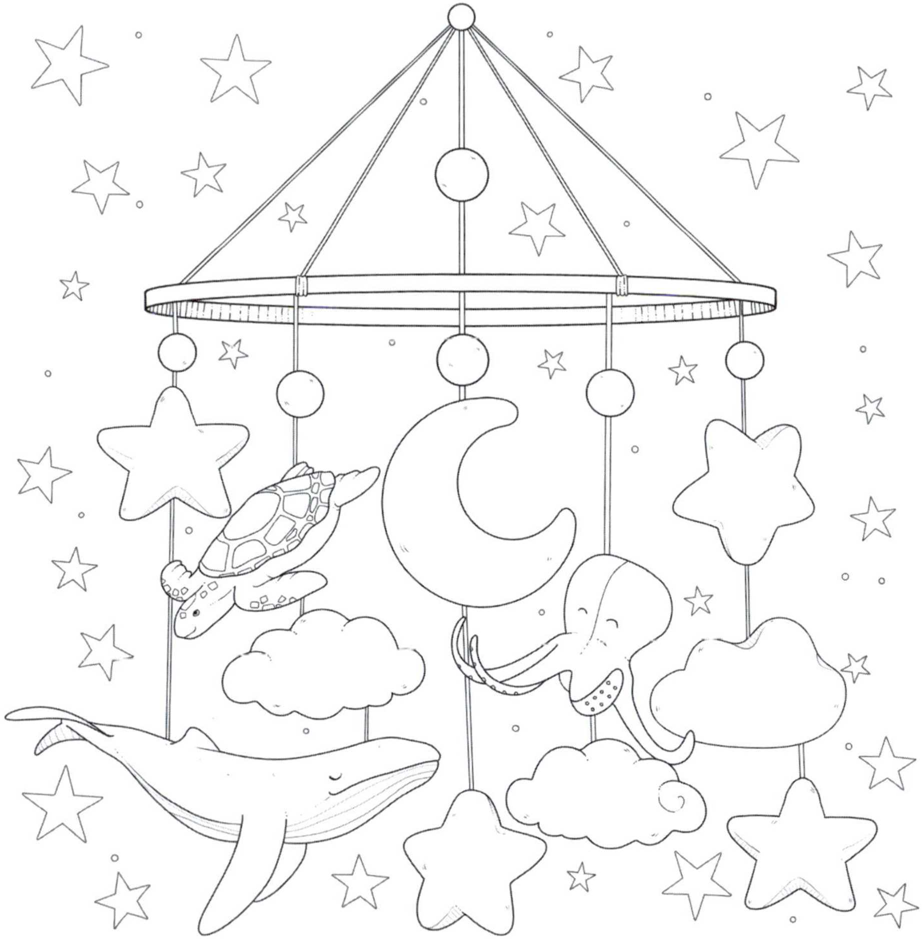

➡ Lösung auf Seite 119

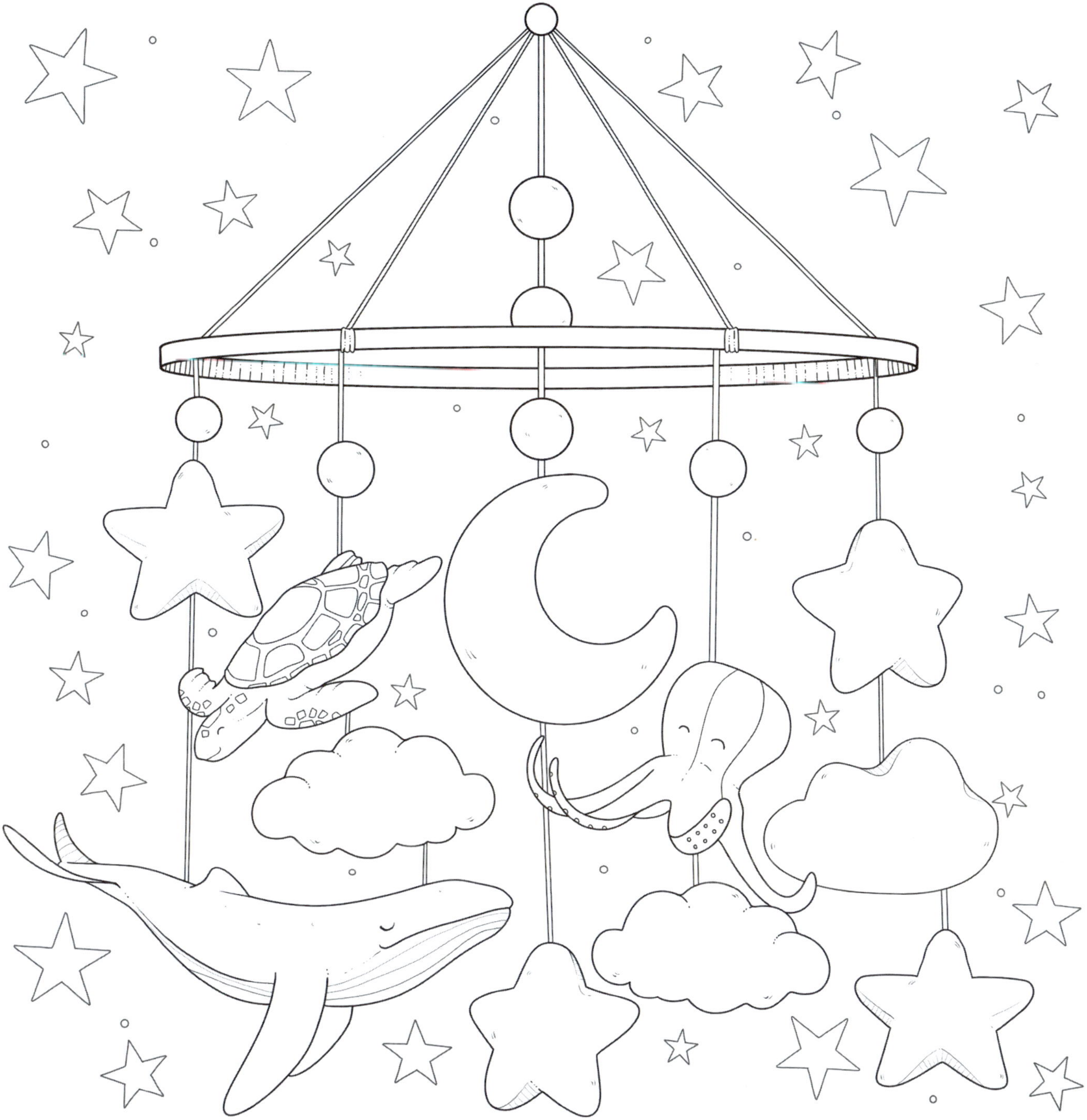

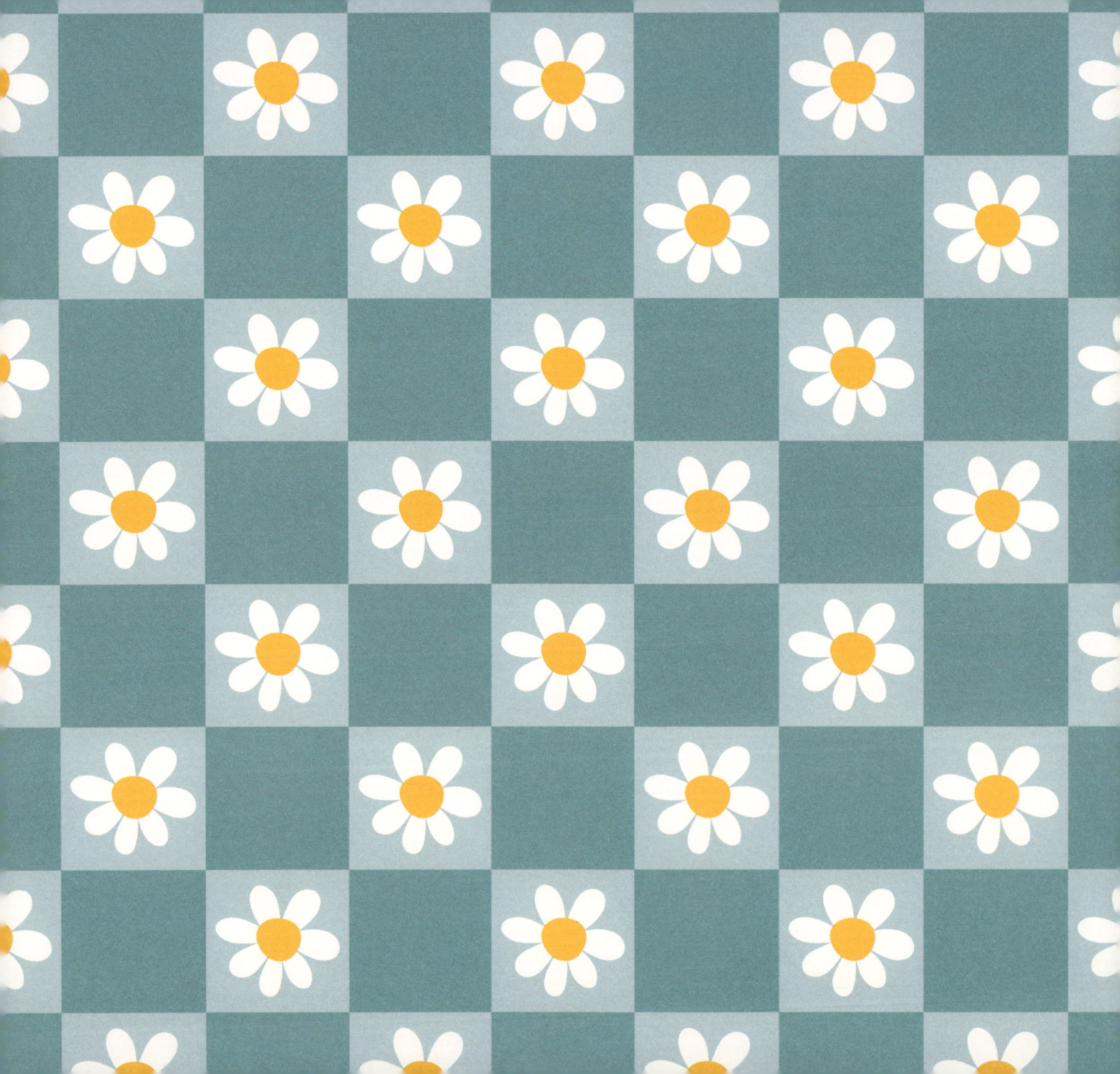

Buchstabenrätsel

Finde Wörter mit mindestens vier Buchstaben, die sich aus den vorgegebenen neun Buchstaben bilden lassen und dabei immer den mittleren Buchstaben enthalten. Zugelassen sind Vornamen, Orte und alle deutschen Wörter in der Einzahl sowie Zeit- und Eigenschaftswörter in der Grundform.

M	R	T
T	S	E
I	E	R

Lösung auf Seite 119

Badetiere fangen

Dieses Spiel kannst du zu zweit spielen. Legt das Buch zwischen euch und stellt einen Sichtschutz in die Mitte. Zeichnet in das Spielfeld „Eigene Seite“ eure Badetiere ein. Die Anzahl der jeweiligen Badetiere seht ihr unten. Das Spielzeug soll nicht über Eck, nicht diagonal und nicht aneinander platziert werden. Nennt nun abwechselnd die Koordinaten eines Feldes, auf dem ihr nach einem Tier angeln möchtet. Die andere Person teilt mit, ob sich dort ein Teil eines Badetieres befindet oder ob mit diesem Feld sogar das ganze Tier gefunden wurde. Wer richtig lag, darf nochmal raten. Ist das Feld allerdings leer, ist die andere Person an der Reihe und darf einen eigenen Versuch starten.

Eigene Seite

	1	2	3	4	5	6	7	8	9	10	
A											A
B											B
C											C
D											D
E											E
F											F
G											G
H											H
I											I
J											J
	1	2	3	4	5	6	7	8	9	10	

Gegnerische Seite

	1	2	3	4	5	6	7	8	9	10	
A											A
B											B
C											C
D											D
E											E
F											F
G											G
H											H
I											I
J											J
	1	2	3	4	5	6	7	8	9	10	

4 x **Seestern**

3 x **Quietsche-entchen**

2 x **Delfin**

1 x **Walfisch**

Badetiere fangen

Dieses Spiel kannst du zu zweit spielen. Legt das Buch zwischen euch und stellt einen Sichtschutz in die Mitte. Zeichnet in das Spielfeld „Eigene Seite“ eure Badetiere ein. Die Anzahl der jeweiligen Badetiere seht ihr unten. Das Spielzeug soll nicht über Eck, nicht diagonal und nicht aneinander platziert werden. Nennt nun abwechselnd die Koordinaten eines Feldes, auf dem ihr nach einem Tier angeln möchtet. Die andere Person teilt mit, ob sich dort ein Teil eines Badetieres befindet oder ob mit diesem Feld sogar das ganze Tier gefunden wurde. Wer richtig lag, darf nochmal raten. Ist das Feld allerdings leer, ist die andere Person an der Reihe und darf einen eigenen Versuch starten.

Eigene Seite

	1	2	3	4	5	6	7	8	9	10	
A											A
B											B
C											C
D											D
E											E
F											F
G											G
H											H
I											I
J											J
	1	2	3	4	5	6	7	8	9	10	

Gegnerische Seite

	1	2	3	4	5	6	7	8	9	10	
A											A
B											B
C											C
D											D
E											E
F											F
G											G
H											H
I											I
J											J
	1	2	3	4	5	6	7	8	9	10	

4 x ☐ **Seestern**

3 x ☐☐ **Quietsche-entchen**

2 x ☐☐☐ **Delfin**

1 x ☐☐☐☐ **Walfisch**

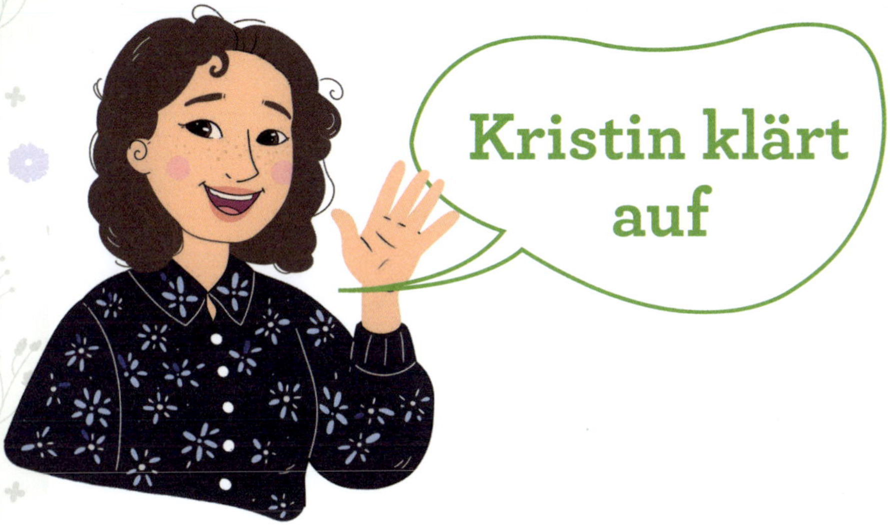

Eine Murmel als Magen –

klein aber oho

Ein Neugeborenes hat an seinem ersten Lebenstag eine Magengröße von nur 1,5 cm Durchmesser. Das entspricht einer kleinen Murmel. Es trinkt dementsprechend auch nur ca. 5-7 ml bei einer Mahlzeit am ersten Lebenstag, für mehr ist in dem kleinen Magen kein Platz. Durch Dehnung wird der Magen immer größer und hat am dritten Lebenstag schon einen Durchmesser von 2,5 cm. Dementsprechend nimmt auch die Menge, die ein Kind pro Mahlzeit trinkt, langsam zu. Nach zehn Tagen ist der Magen so groß wie ein Tischtennisball.

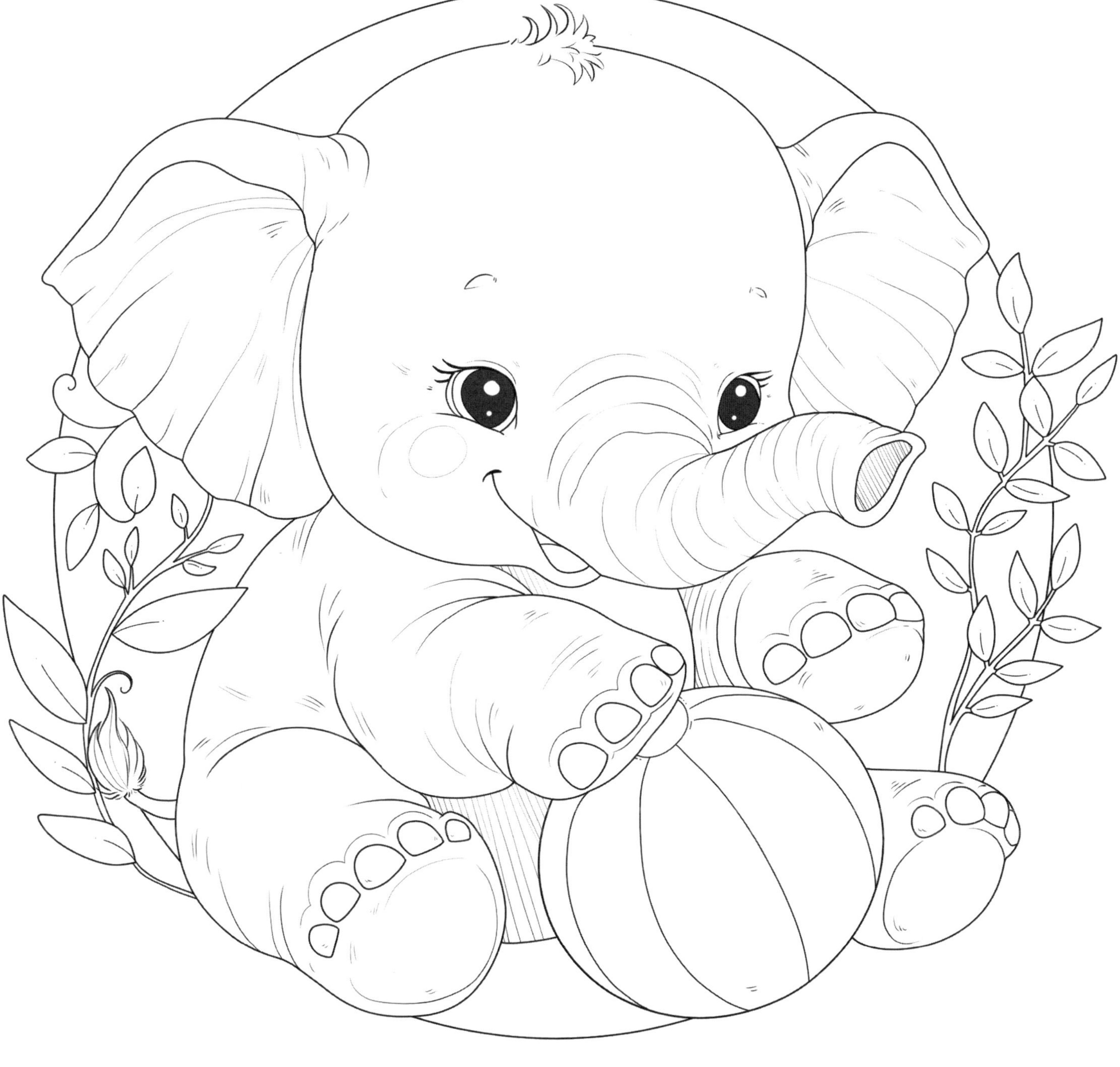

Kreuzwortsuche

Das Kreuzworträtsel und der Buchstabensalat auf dieser Doppelseite korrespondieren miteinander. Das heißt: Alle Worte aus dem Kreuzworträtsel finden sich im Buchstabensalat und umgekehrt. Du kannst beide Rätsel in beliebiger Reihenfolge nacheinander lösen oder du bearbeitest sie gleichzeitig und nutzt zum Beispiel den Buchstabensalat als Hilfe, wenn du beim Kreuzworträtsel nicht weiterkommst.

Zahlenübersicht		Gift der Tollkirsche			englische Briefanrede	Ruinenstätte i. Libanon		japanischer Politiker † 1909		nordamerikanisches Wildrind	mehr als gut	Schnellzug (Abk.) / Windrichtung		genmanipulierte Wesen
					Gebirgstier									
streichbare Masse		Verstand						ärmelloser Umhang		Nutztier in südlichen Ländern				
					mit Ideen unterstützen		Heidekrautgewächs						Zellkern	
ehe		ein Sprungbrett (Kw.)		gekrümmte Linie						Almhirt / Küchenbesteck				
Flachsgarngewebe							Halbedelstein		Speisenfolge					
				venez. Herrschertitel		nicht billig						Seemannsgruß		französische Käseart
Körperglied	sächlicher Artikel		vorher						zu keiner Zeit		nächtliches Gespenst			
Lagerstelle						Hunderasse								
			Balkonpflanze								französische Zustimmung			
Gibbonaffe		hebräisch: Sohn				längere Fahrt übers Meer								

➲ Lösung auf Seite 120

Buchstabensalat

A	I	I	B	I	B	B	E	I	N	G	N	B	D	E	S	N
N	L	C	M	I	R	P	X	B	R	I	E	P	E	N	A	I
B	N	B	E	K	S	E	A	D	A	S	U	R	A	V	P	E
Z	O	E	S	C	L	O	N	T	B	O	U	A	A	S	O	Y
K	P	G	S	O	I	E	N	I	R	E	L	E	P	N	T	R
E	L	L	E	B	A	T	S	A	E	O	R	D	L	I	I	E
R	D	O	R	N	N	L	O	E	H	X	P	A	O	K	F	E
A	A	X	N	I	R	A	E	T	C	O	S	I	T	N	U	U
T	V	E	S	E	E	R	E	I	S	E	I	E	N	E	B	N
I	O	N	V	T	U	T	I	O	N	R	D	O	H	T	N	E
O	R	E	S	S	E	B	G	U	I	E	O	M	Q	S	L	M
N	D	E	P	O	T	D	J	I	P	I	N	P	D	O	G	E

Lösung auf Seite 120

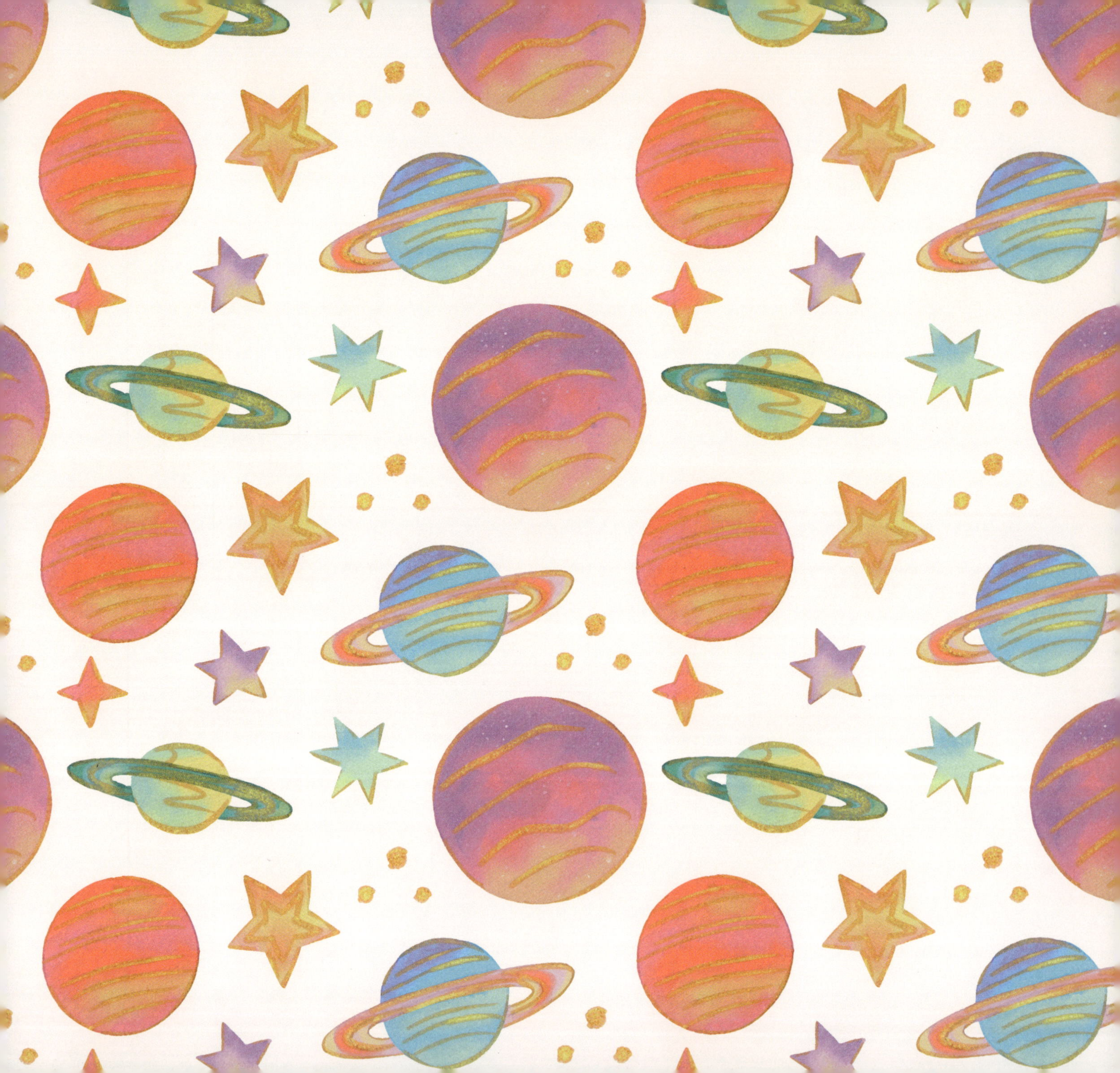

Kreativsudoku

Bei diesen vier Mini-Sudokus ist Kreativität gefragt. Vervollständige die Reihen und Felder, indem du die jeweils fehlenden Symbole einzeichnest.

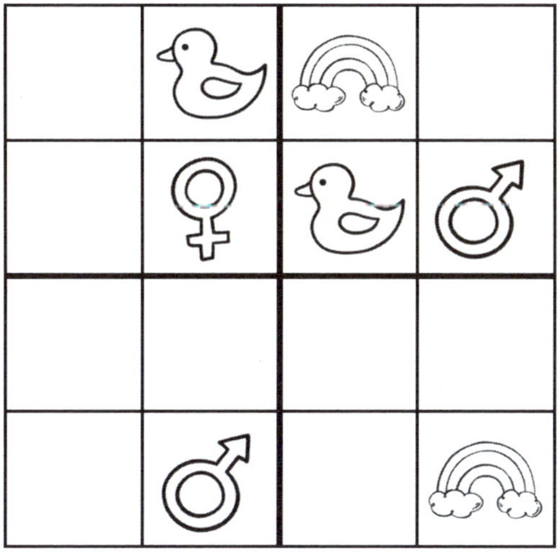

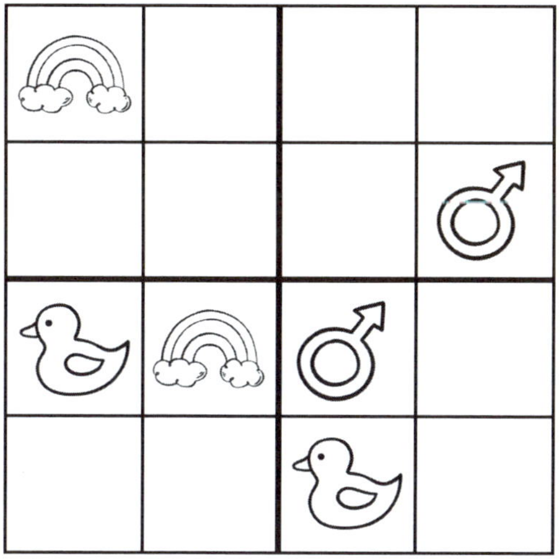

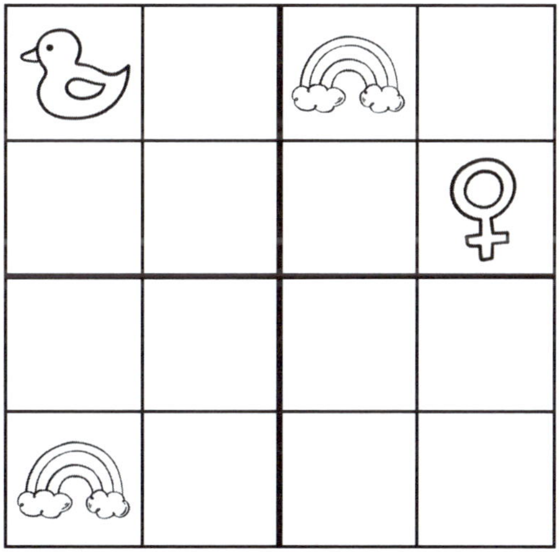

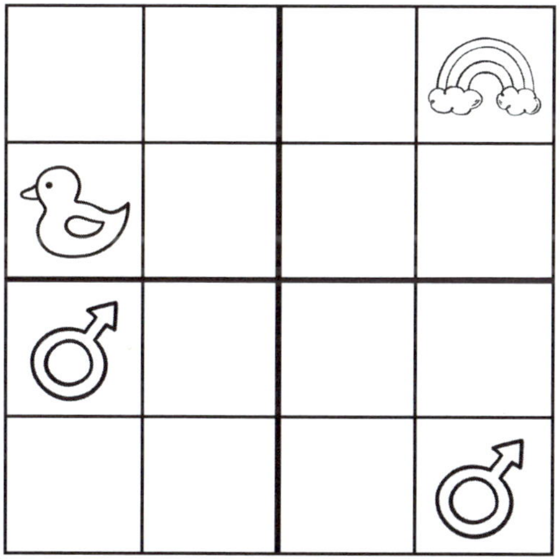

➲ Lösung auf Seite 120

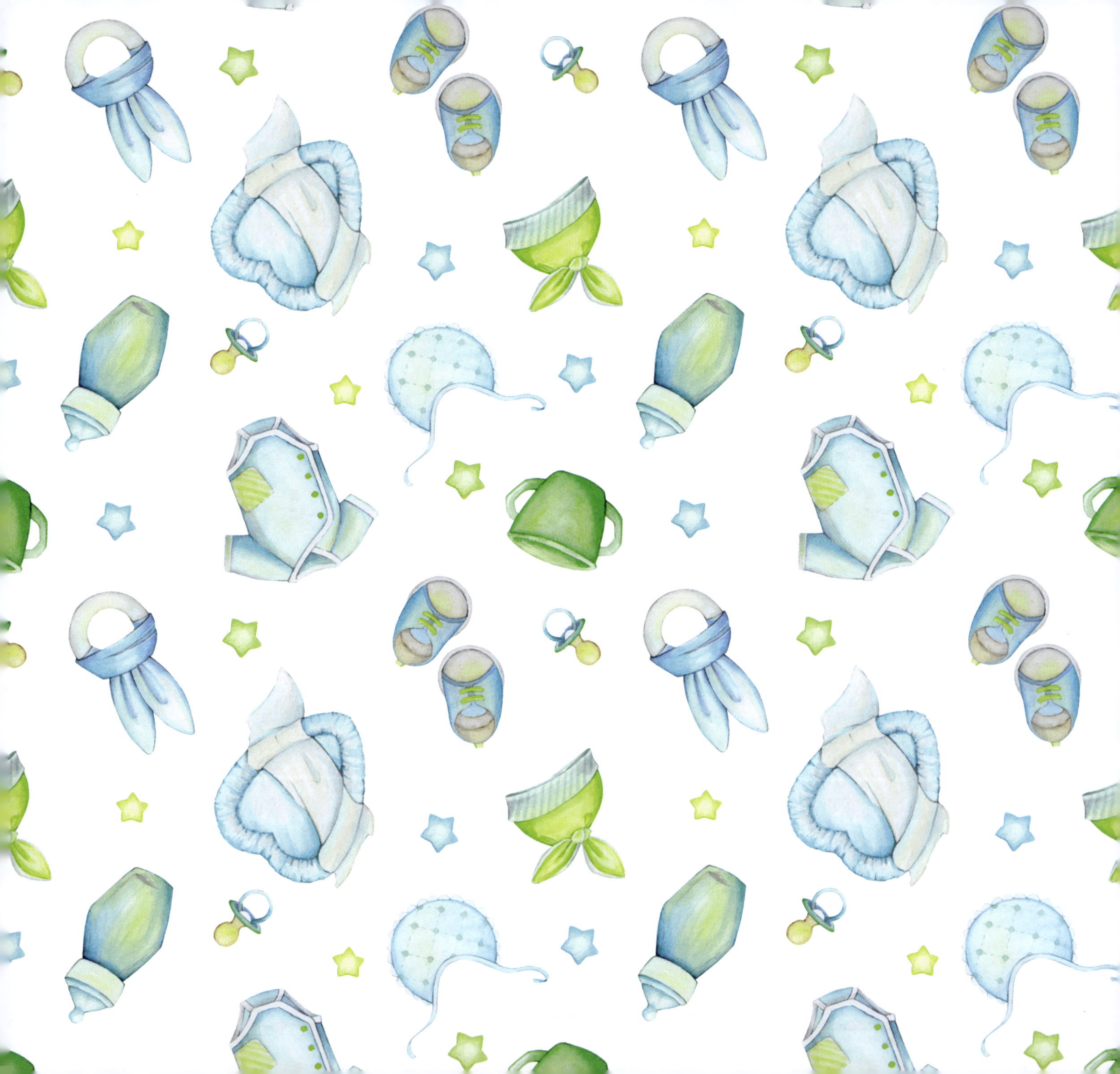

Brückenrätsel

Suche in jeder Zeile ein Wort, das sowohl das Ende des ersten Begriffs als auch den Anfang des zweiten Begriffs bildet. Die Kästchen unter dem Pfeil ergeben, von oben nach unten gelesen, das Lösungswort.

BEUTEL		BABY
KINDER		MAUER
SCHNULLER		BREITE
GEBURTS		TRAUM
GITTER		BEZUG
FRAUEN		TERMIN
VATER		BOTSCHAFT
TURM		STUHL
MURMEL		FAHRT

➲ Lösung auf Seite 121

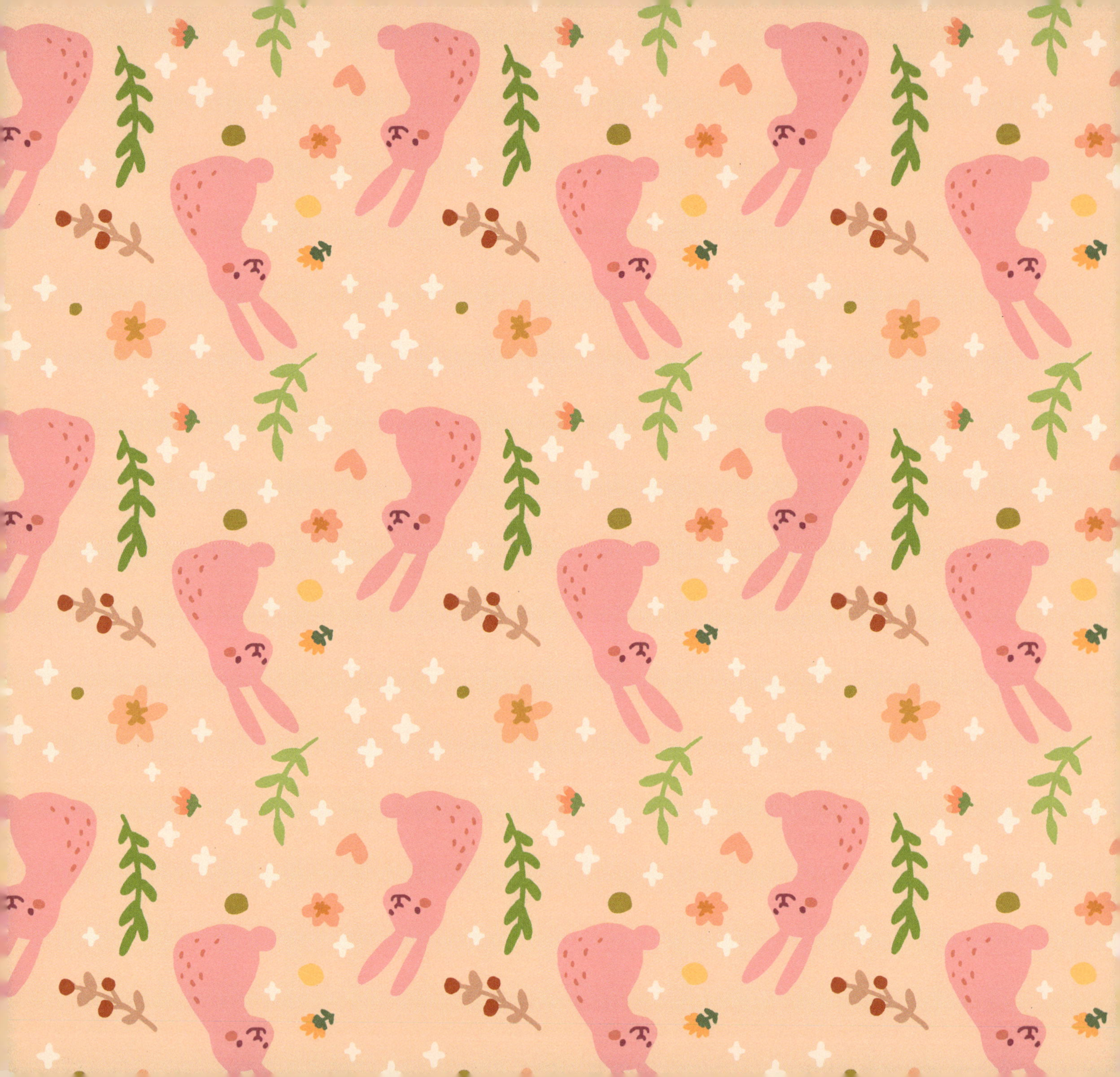

Gleich und Gleich gesellt sich gern

Welche der beiden Kuscheltiere sind gleich?

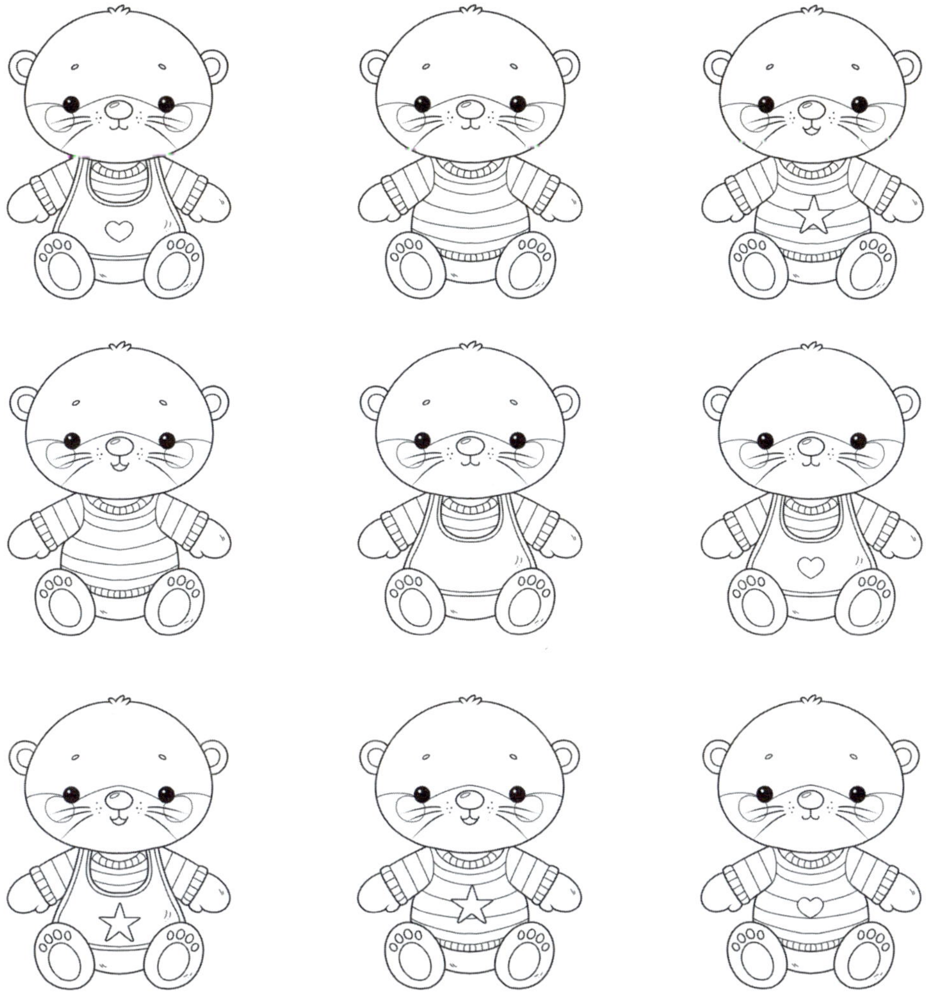

Lösung auf Seite 121

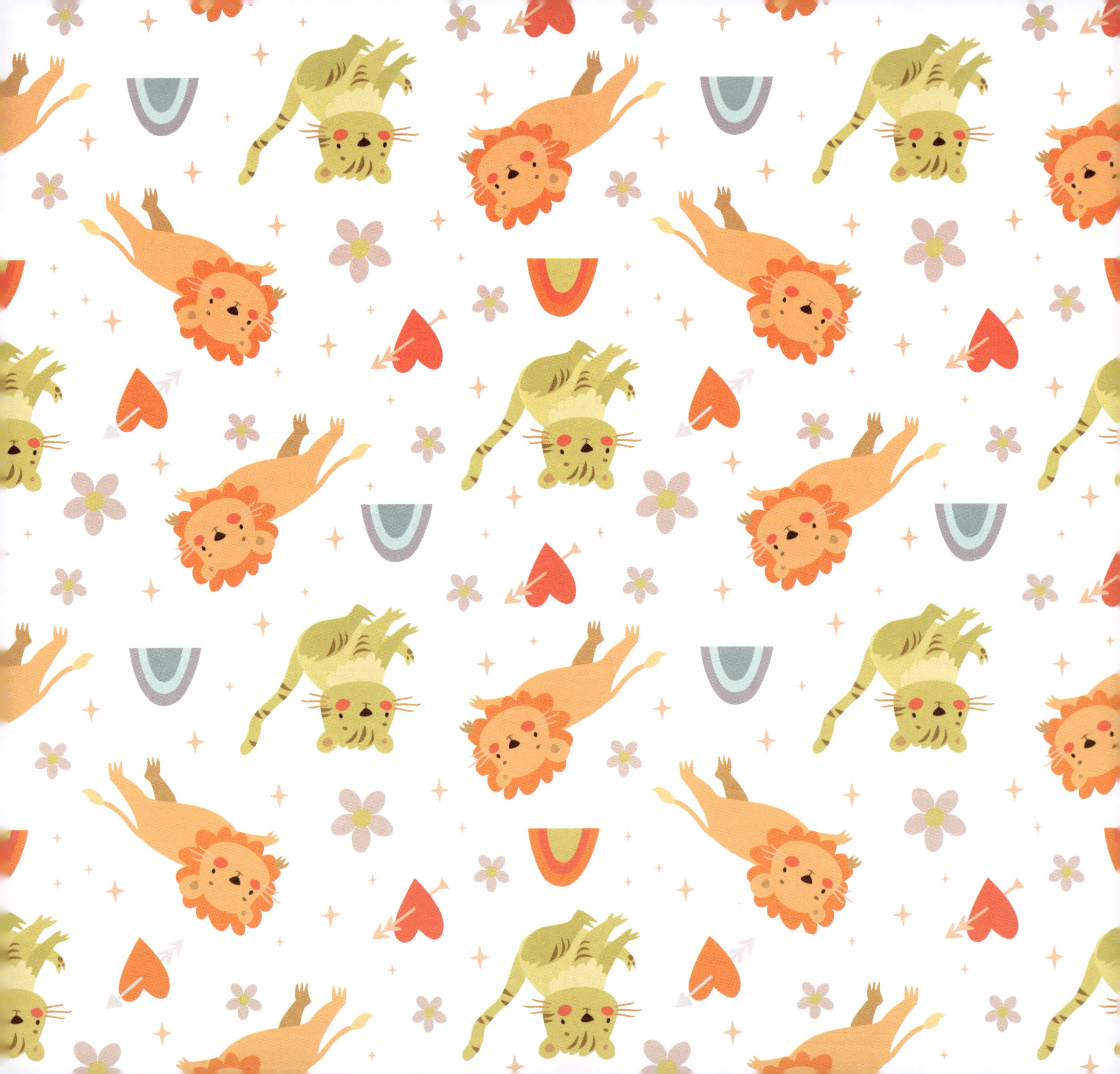

Schwedenrätsel

ein Planet	kaltes Getränk	zugunfähig (Schach)	Empfang bei einem König			deutsche Schauspielerin † 2002	dt. Politiker † 2020		Bewohner der ‚Grünen Insel‘		fettig	US-Bundesstaat		Zweig des Weinstocks	Leichtmetall (Kw.) / zirka		Spaß / flüssige Speisen	14
						künstl. Verbindungsweg		9						Strom zur Nordsee				
11			leichte Beule						Schauspielerin		tiefer Fall				15			
ein US-Geheimdienst / ungelenk	10					Klebemarke		Gesichtsausdruck				6		Helligkeit		Wohnsitz		französisch: Name
			Gestalt ‚... im Wunderland‘		unverheiratet					7	abgespannt		Akku mit Energie versehen					
Teil eines Theaterstücks		Küstenlandschaft in Vietnam						Niederschlag		eine Kleiderlänge					Ausdruck d. Überraschung		12	
					halbes Dutzend		Brauch, Zeremoniell						Schriftstellerwerk		hebräischer Buchstabe			
königl. Wohnfestung im MA.		ländliche Lebensfreude		chemisches Element						Fremdwortteil: Italien		große europ. Wasserstraße		3				Fragewort
Laubbaumfrucht			2				altindische heilige Schrift		Schimpfwort						nicht dunkel		Patron gegen Feuersnot	
				Teil des Baums		Großräumigkeit	4					irischer Missionar in Franken		hohe Tonqualität (Abk.)				
Steuer im MA.	südamerikanisches Pfeilgift		undeutliches Vorgefühl haben						Seeotter		kleine Kirche		13					
kugelförmige Speise				1		seem.: Horizontlinie		von geringer Größe						englisches Längenmaß		englisch, spanisch: Idee		wertloses Zeug
			österr. Kaiserin bis 1918		tropische Nutzpflanze						Frauenkurzname		Liebelei					
asiat. Nomadenzeltdorf		Zahlwort					kurz für: an dem	männlicher franz. Artikel		ein Getränk (Kw.)					Glaslichtbild (Kw.)			
					Sumpffieber				5				Weltmeer			8		
Zauberkunst		Scheren des Hundefells								Autor von ‚Ariane‘ † 1931					englisch: und			
biblischer Riese (A.T.)																		

1	2	3	4	5	6	7	8	9	10	11	12	13	14	15

Lösung auf Seite 121

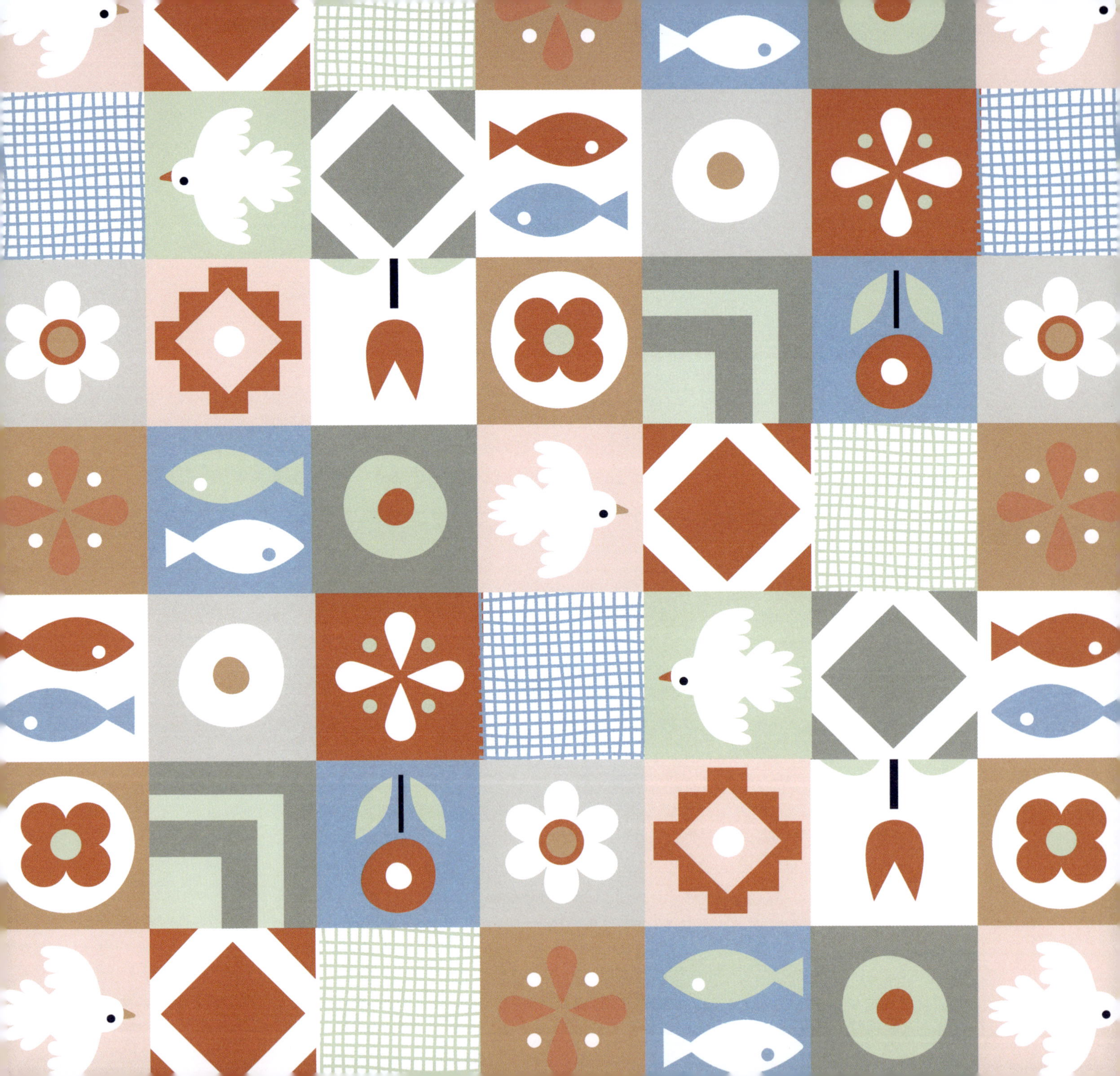

Arukone

Verbinde alle gleichen Elemente mit einer Linie. Keine der Linien darf eine andere kreuzen und es müssen alle Kästchen des Rätsels benutzt werden. Die Linien dürfen nur waagerecht und senkrecht von der Mitte eines Kästchens zum nächsten geführt werden.

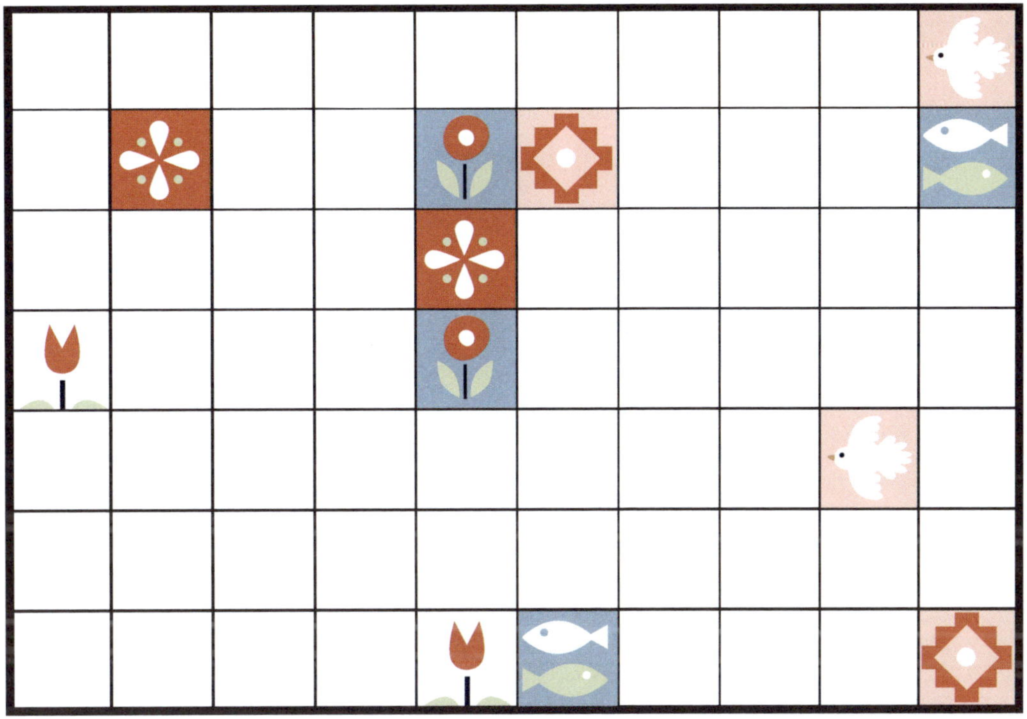

Lösung auf Seite 122

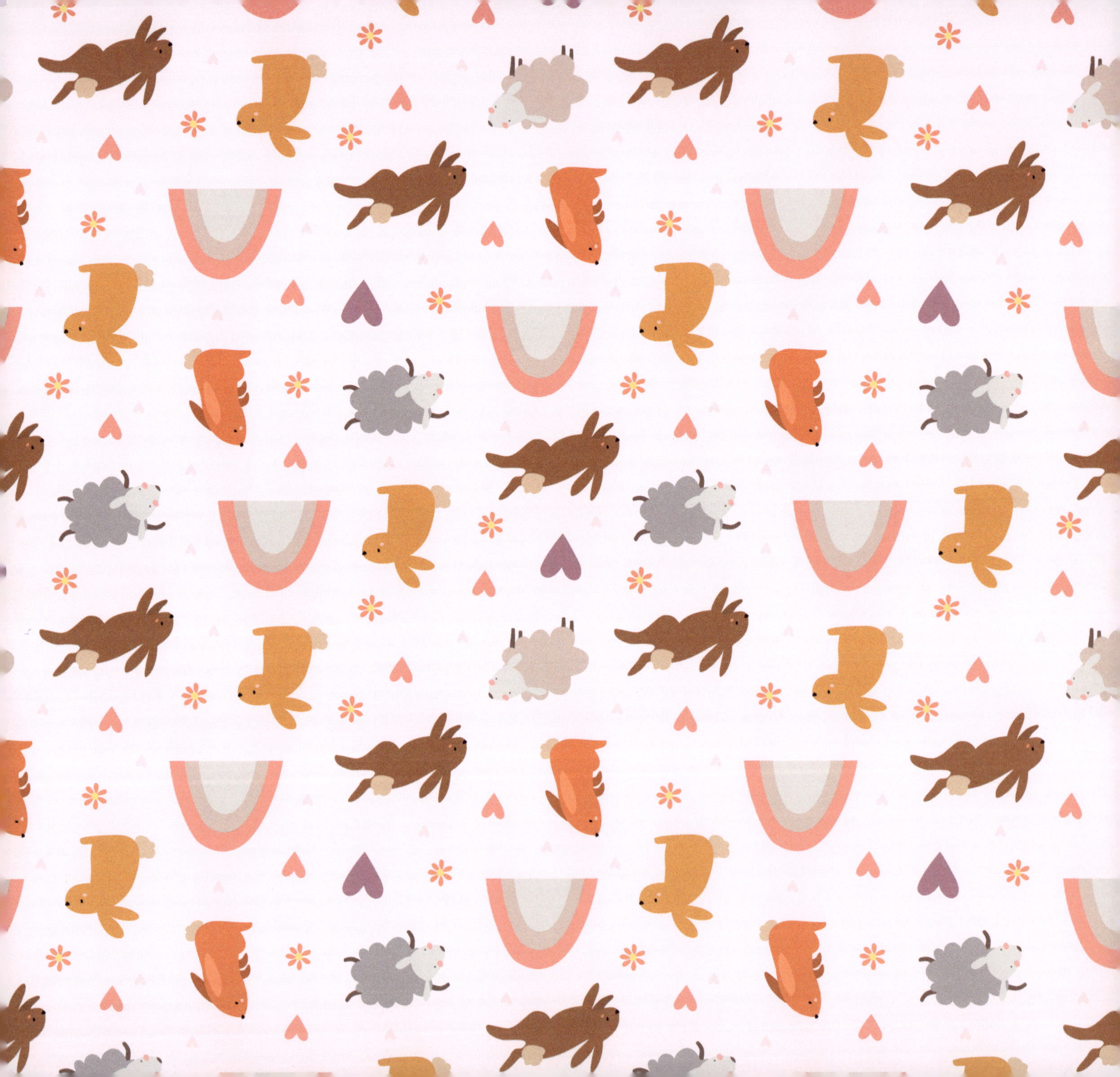

Wabenrätsel

Die richtigen Begriffe müssen im und gegen den Uhrzeigersinn beginnend bei der Pfeilspitze in die einzelnen Wabenkästchen eingetragen werden. Begriffe, deren Wabenkästchen sich überschneiden, teilen sich die darin einzutragenden Buchstaben.

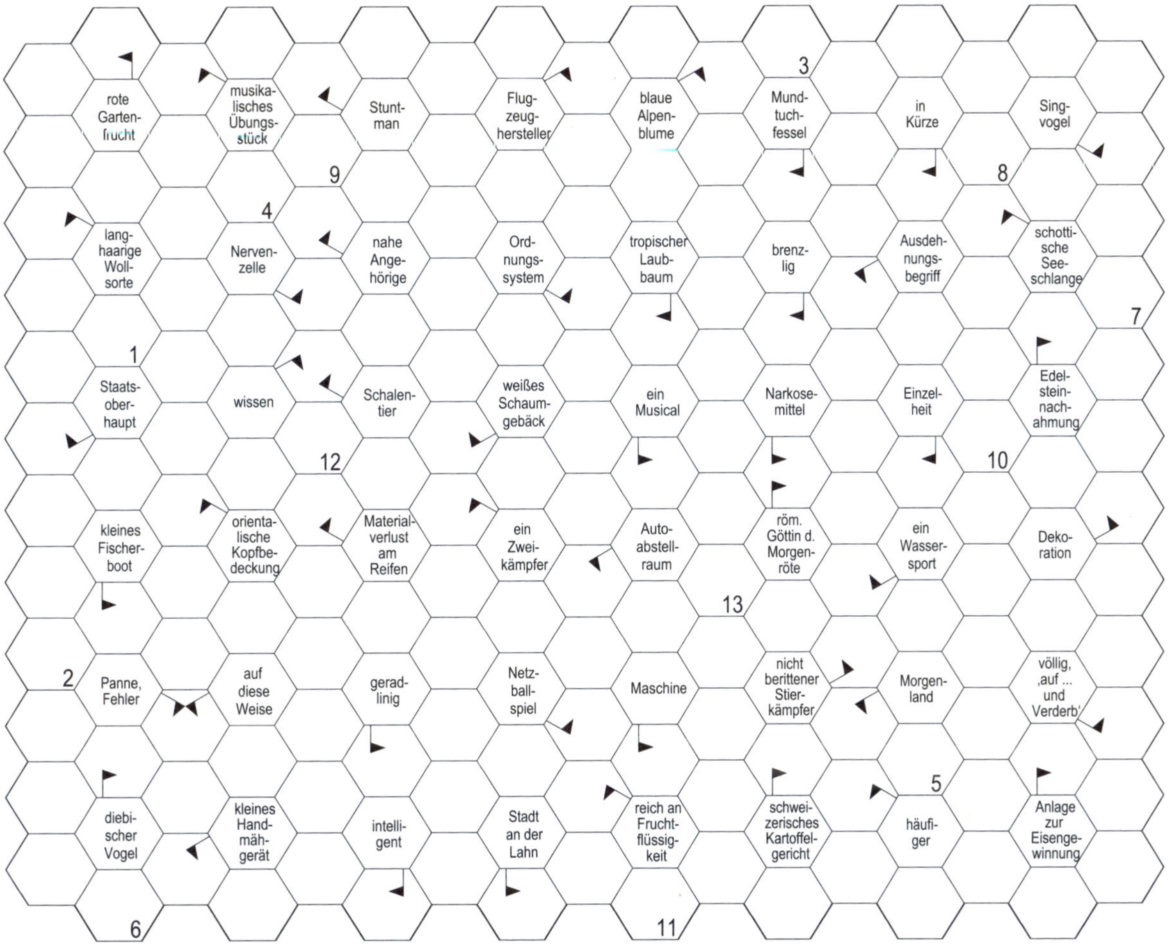

1	2	3	4	5	6	7	8	9	10	11	12	13

➲ Lösung auf Seite 122

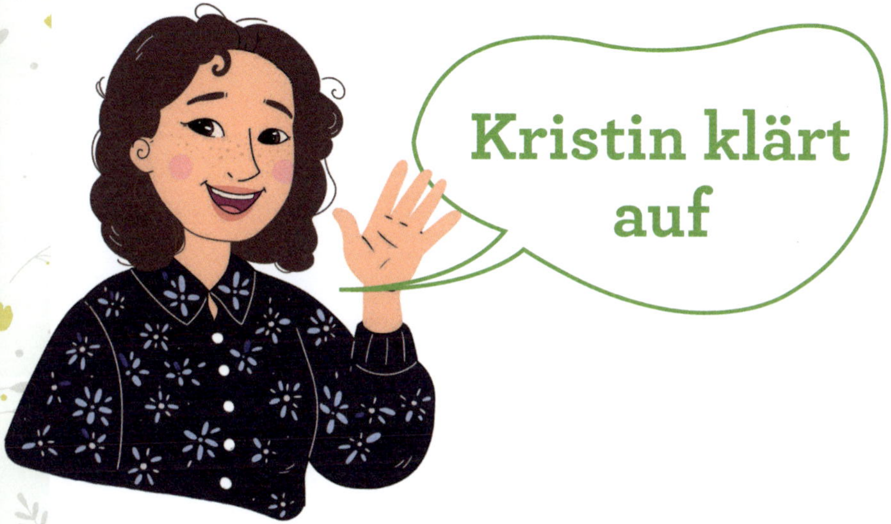

Hexenmilch –

wenn Babys Milch geben

Bei Neugeborenen kann es, unabhängig vom Geschlecht, dazu kommen, dass die Brustdrüsen in den ersten Wochen nach der Geburt ein milchähnliches Sekret absetzen, die sogenannte Hexenmilch. Ursache hierfür sind vermutlich mütterliche Hormone. Bei vielen Neugeborenen schwillt in den ersten Lebenstagen das Brustgewebe rund um die Brustwarzen in unterschiedlich starker Ausprägung an. Dass die Brust dann aber auch Flüssigkeit absondert, ist eher selten. Sowohl die Brustdrüsenschwellung bei Neugeborenen als auch die Absonderung von Hexenmilch sind kein Grund zur Sorge und gehen im Laufe von einigen Tagen, bis wenigen Wochen von selbst wieder weg.

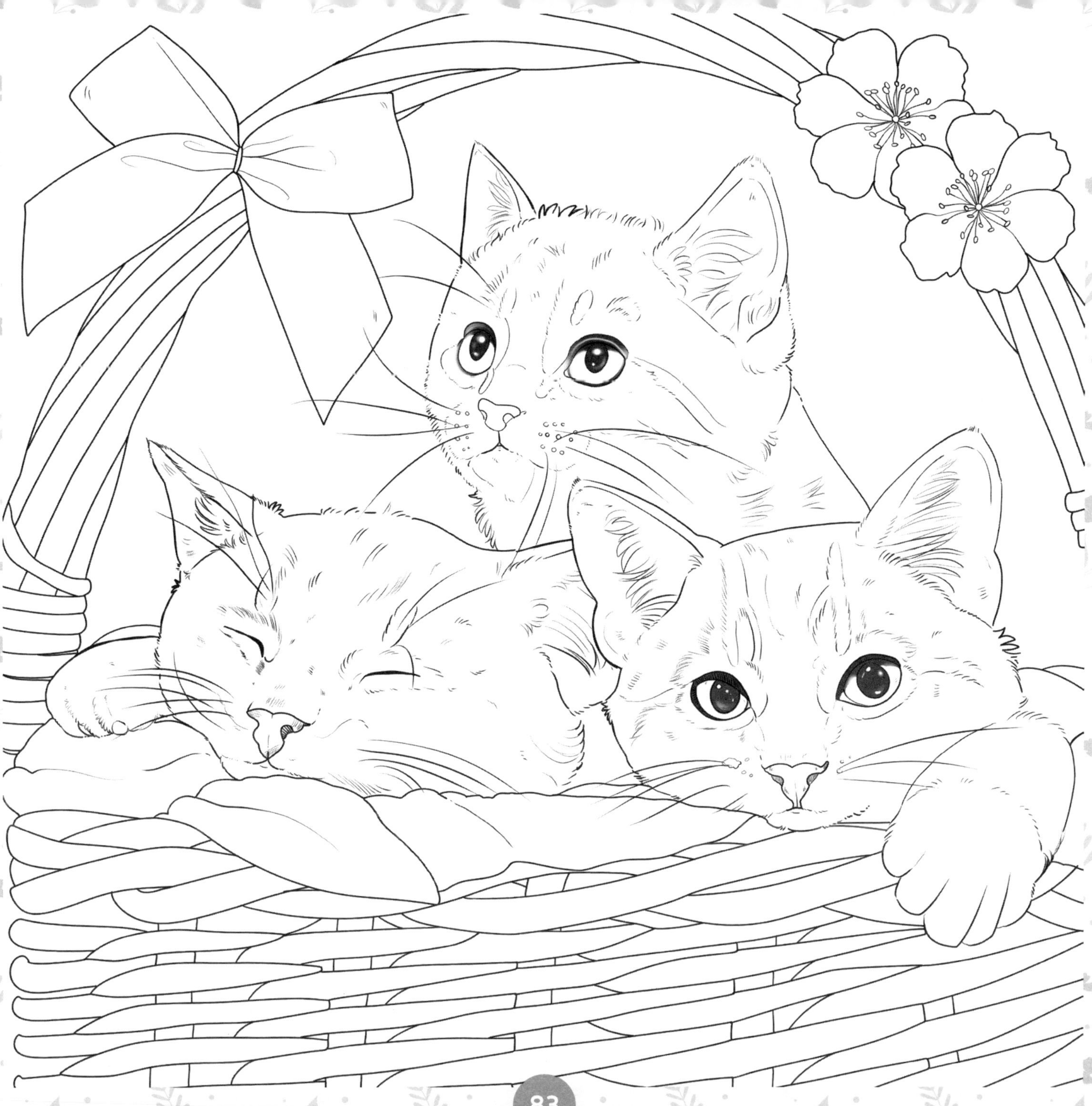

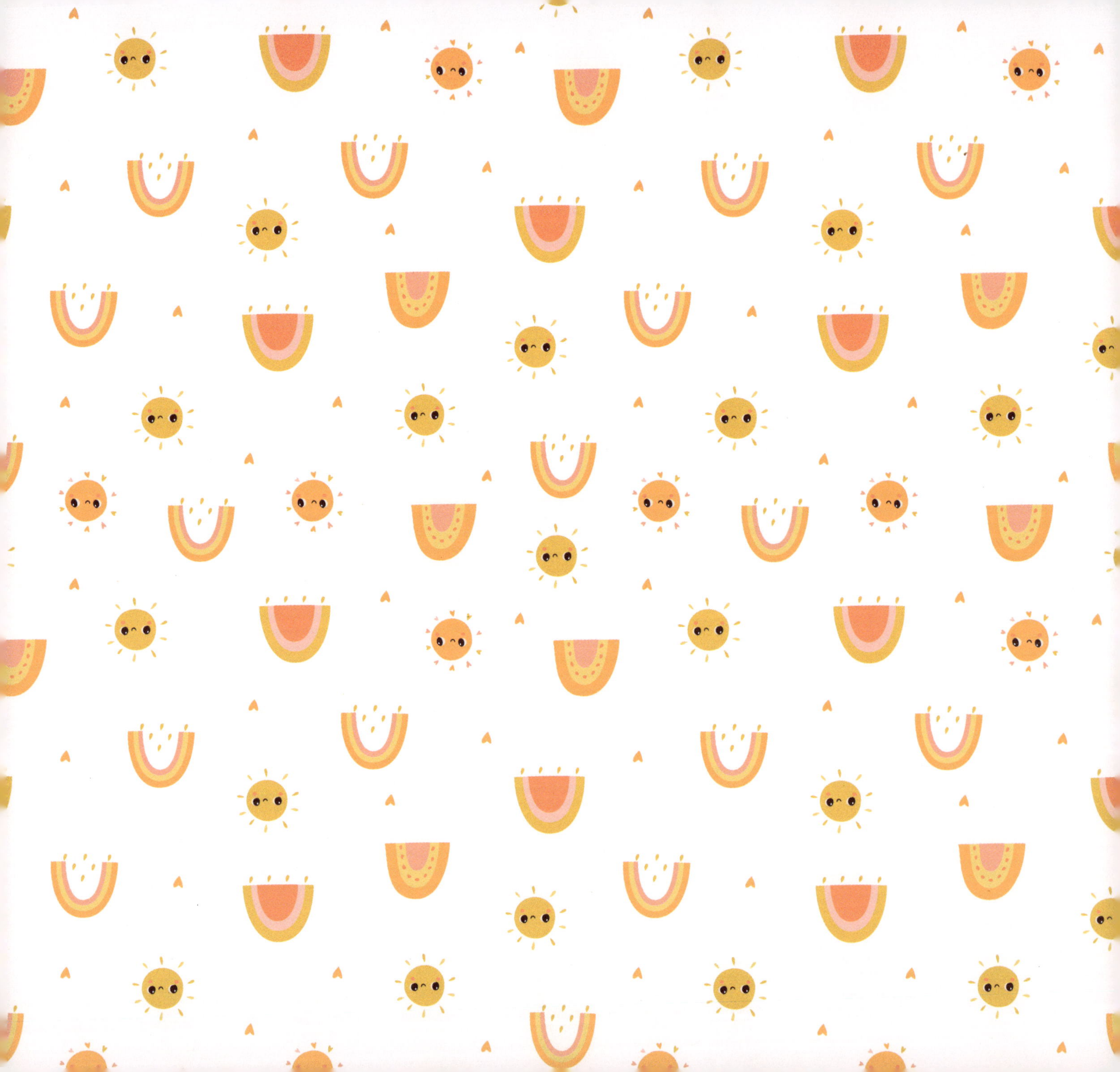

Buchstabensalat

In diesem Buchstabensalat haben sich 15 Wörter versteckt, die zu jeder Babygrundausstattung dazu gehören. Die Wörter verlaufen horizontal und vertikal, sowohl vorwärts als auch rückwärts. Kannst du alle finden?

E	T	R	E	L	P	M	A	R	T	S	P	X	N	K
G	R	S	Y	D	O	B	S	M	X	D	V	P	H	I
E	A	W	I	C	K	E	L	T	A	S	C	H	E	N
I	G	X	M	U	E	T	Z	E	Y	N	N	K	U	D
W	E	S	G	B	W	I	N	D	E	L	N	Y	E	E
M	T	R	E	I	T	L	E	H	C	S	U	K	H	R
O	U	R	E	L	L	U	N	H	C	S	J	F	C	W
B	C	L	A	E	T	Z	C	H	E	N	S	O	S	A
I	H	T	M	T	H	M	Y	K	X	Y	A	M	A	G
L	A	P	X	V	B	A	B	Y	S	C	H	A	L	E
E	R	E	H	C	E	U	T	T	H	C	U	E	F	N

Lösung auf Seite 122

Punkt für Punkt

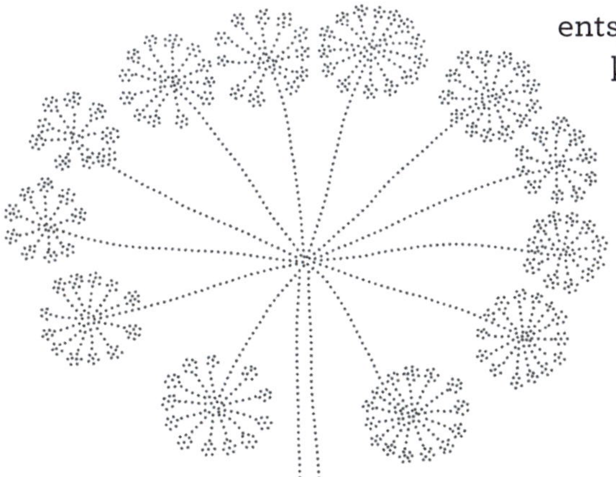

Manchmal fällt es beim Ausmalen schwer, sich für die richtigen Farben zu entscheiden. An solchen Tagen kann es entspannender sein, sich auf die Linien des Motivs zu konzentrieren. Diese Bilder laden dich genau dazu ein – entspanntes Zeichnen, ganz ohne Druck. Einen Kugelschreiber, Fineliner oder Bleistift hast du sicher schon in der Hand. Folge nun ganz in Ruhe den Linien von Punkt zu Punkt, bis am Ende ein fertiges Bild entsteht. Und wer weiß, vielleicht bekommst du ja an einem anderen Tag Lust, es doch noch zu kolorieren!

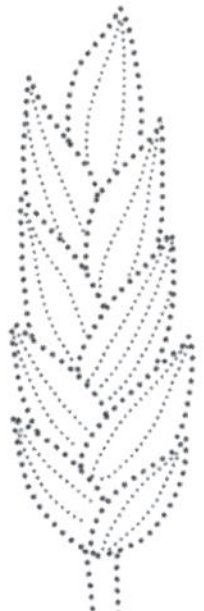

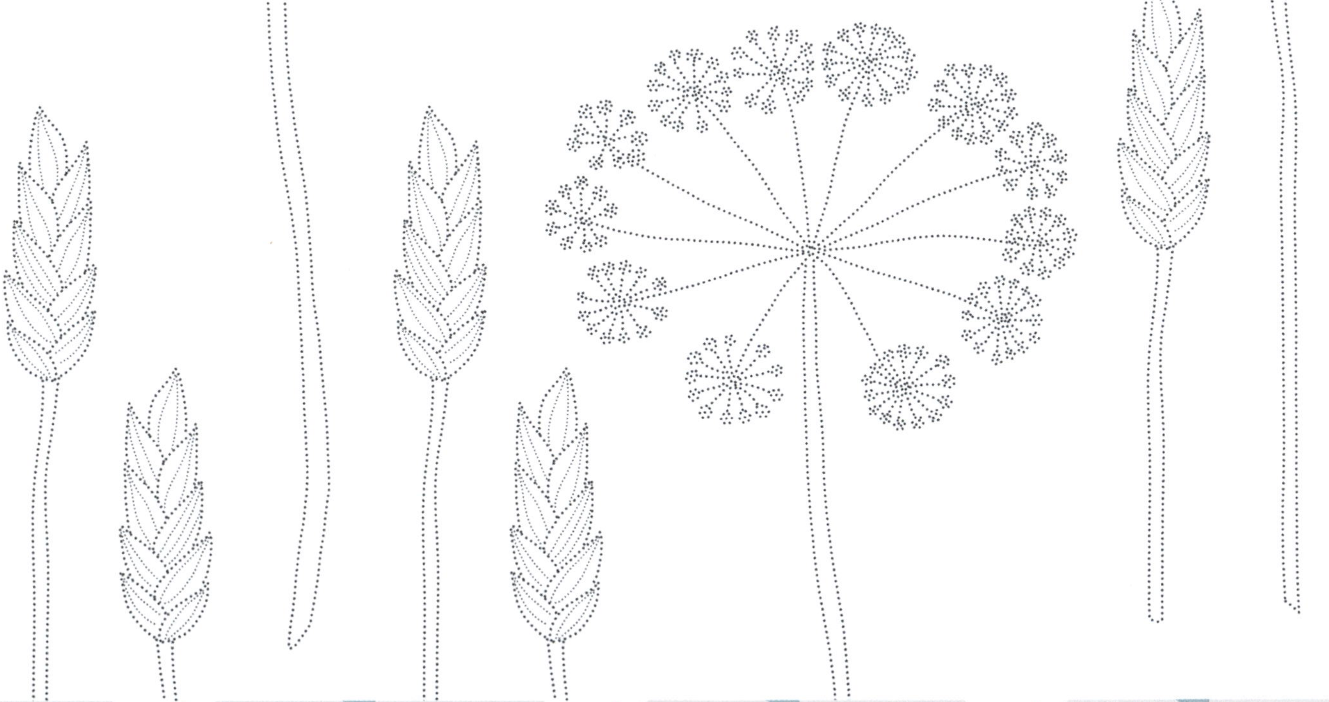

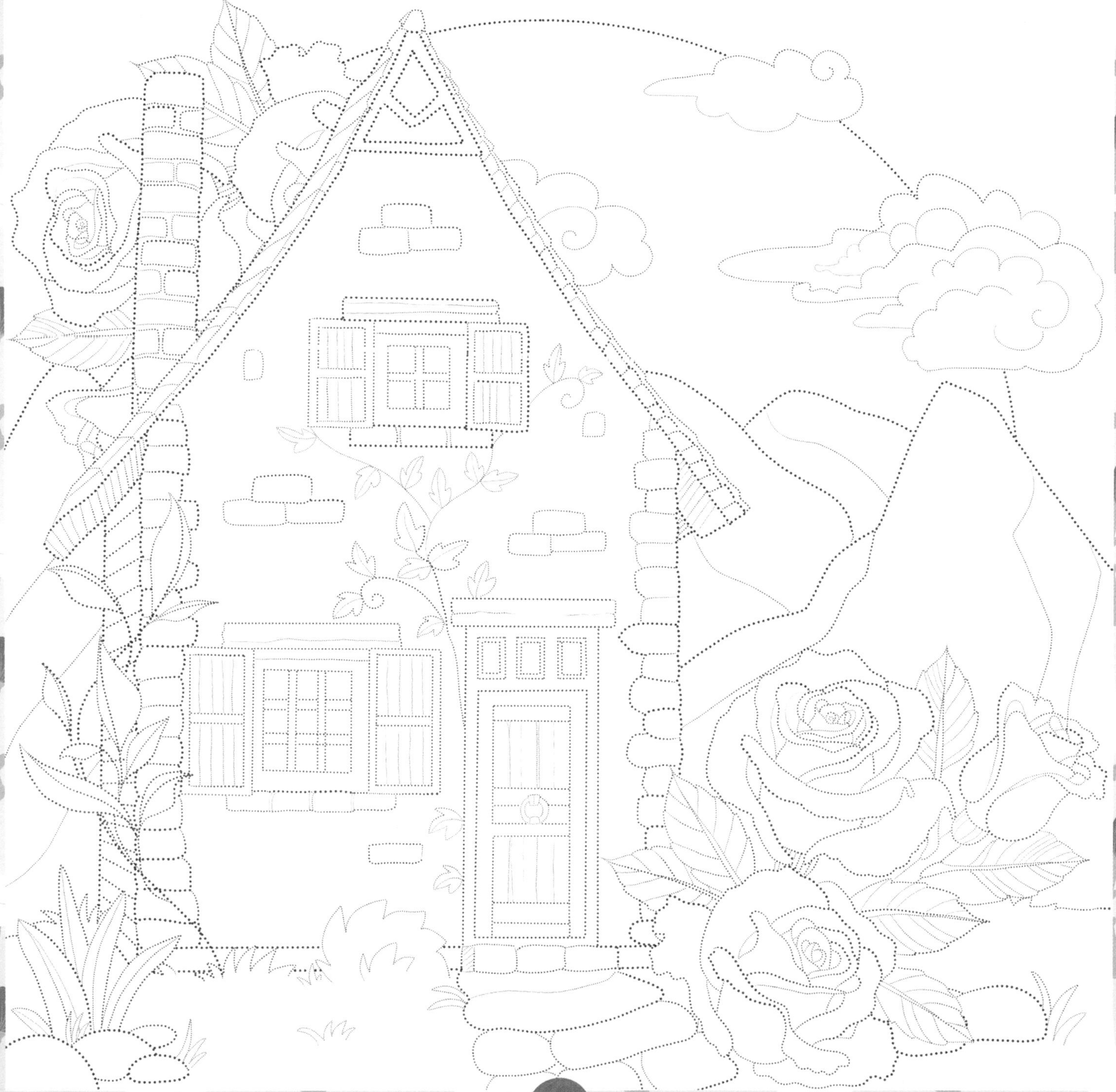

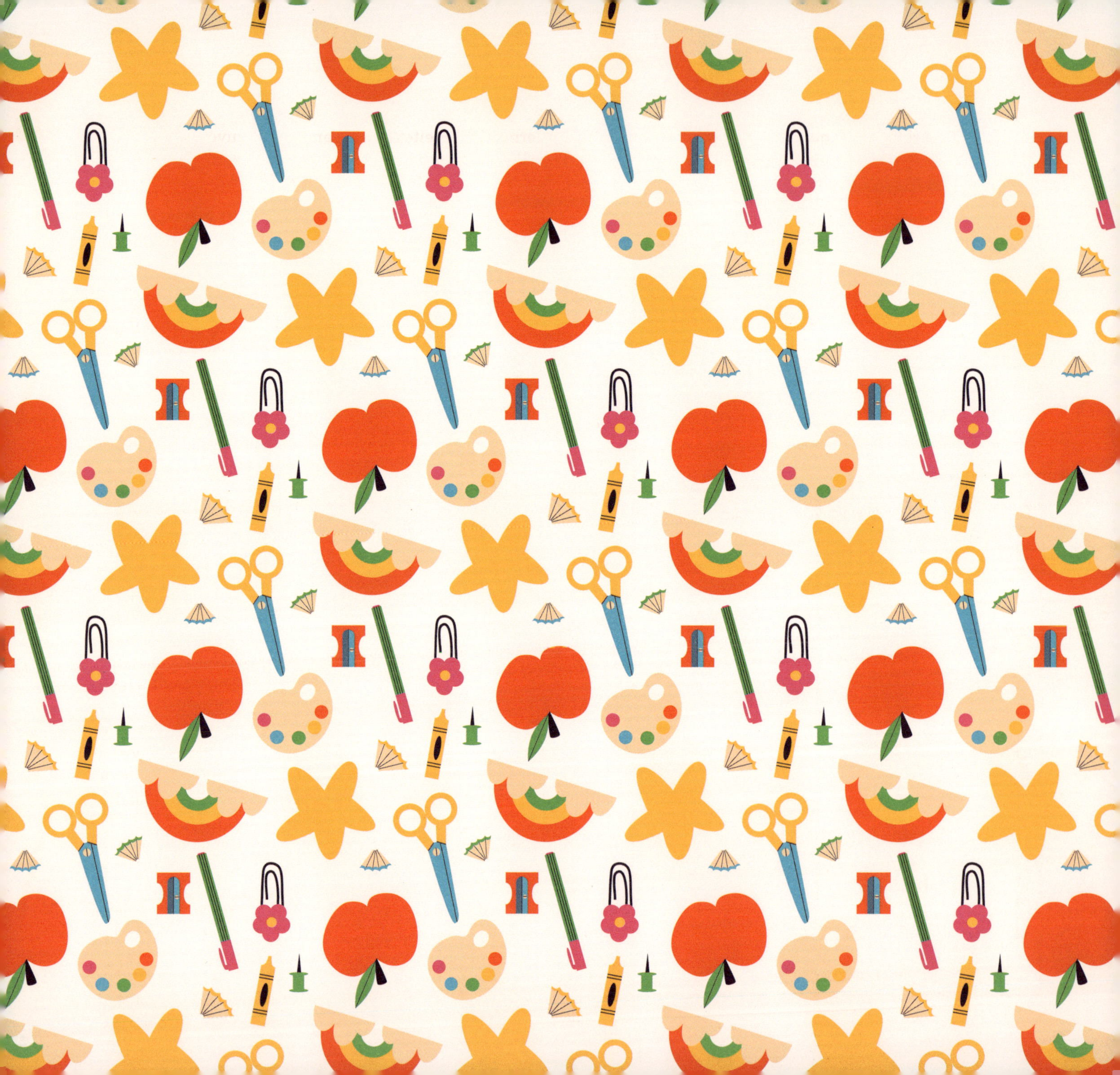

Tageskinder

Die Arbeit als Tagesmutter ist ganz schön herausfordernd. Oft bereitet Bettina am Abend zuvor schon das Mittagessen zu, weil sie weiß, dass sie während der Betreuungszeit nicht dazu kommen wird. Gerade kocht Bettina eine Kombination der Lieblingsessen der Kleinen. Morgen ist Mittwoch und deshalb der anstrengendste Tag, denn mittwochs kommen vier Kinder zu Bettina.

		Alter				Essen				Beschäftigung			
		1,5 Jahre	2 Jahre	2,5 Jahre	3 Jahre	Apfelmus	Frikadellen	Karotten	Pürree	Bauen	Malen	Musik	Spielplatz
Name	Chan												
	Emil												
	Lydia												
	Marie												
Beschäftigung	Bauen												
	Malen												
	Musik												
	Spielplatz												
Essen	Apfelmus												
	Frikadellen												
	Karotten												
	Pürree												

1. Eines von ihnen ist Lydia. Sie ist ein Jahr älter als Marie und ein richtiger Wirbelwind, auf den man ständig ein Auge haben sollte. Sowohl Lydia als auch Marie malen nicht besonders gerne (sondern haben ganz andere Ideen, was man mit Farben so alles anstellen könnte).

2. Chan ist noch keine drei Jahre alt. Sein Lieblingsgericht ist weder Apfelmus noch Kartoffelpürree. Er ist nicht das Kind, das am liebsten den gesamten Tag auf dem Spielplatz oder zumindest draußen unter freiem Himmel verbringen würde.

3. Obwohl er noch so klein ist, zumindest jünger als drei Jahre, macht Emil schon für sein Leben gerne Musik, zum Beispiel auf Bettinas Klavier. Seine Leibspeise ist weder Frikadellen noch Kartoffelpürree, aber er ist genügsam und isst bisher noch alles, was er in die Finger bekommt.

4. Das Kind, welches so ein großer Kartoffelpürree-Liebhaber ist, ist vor ein paar Tagen zwei Jahre alt geworden. Das Karotten-Kind ist ein großer Spielplatz-Fan, während das Apfelmus-Kind nicht zweieinhalb Jahre alt ist.

➲ Lösung auf Seite 123

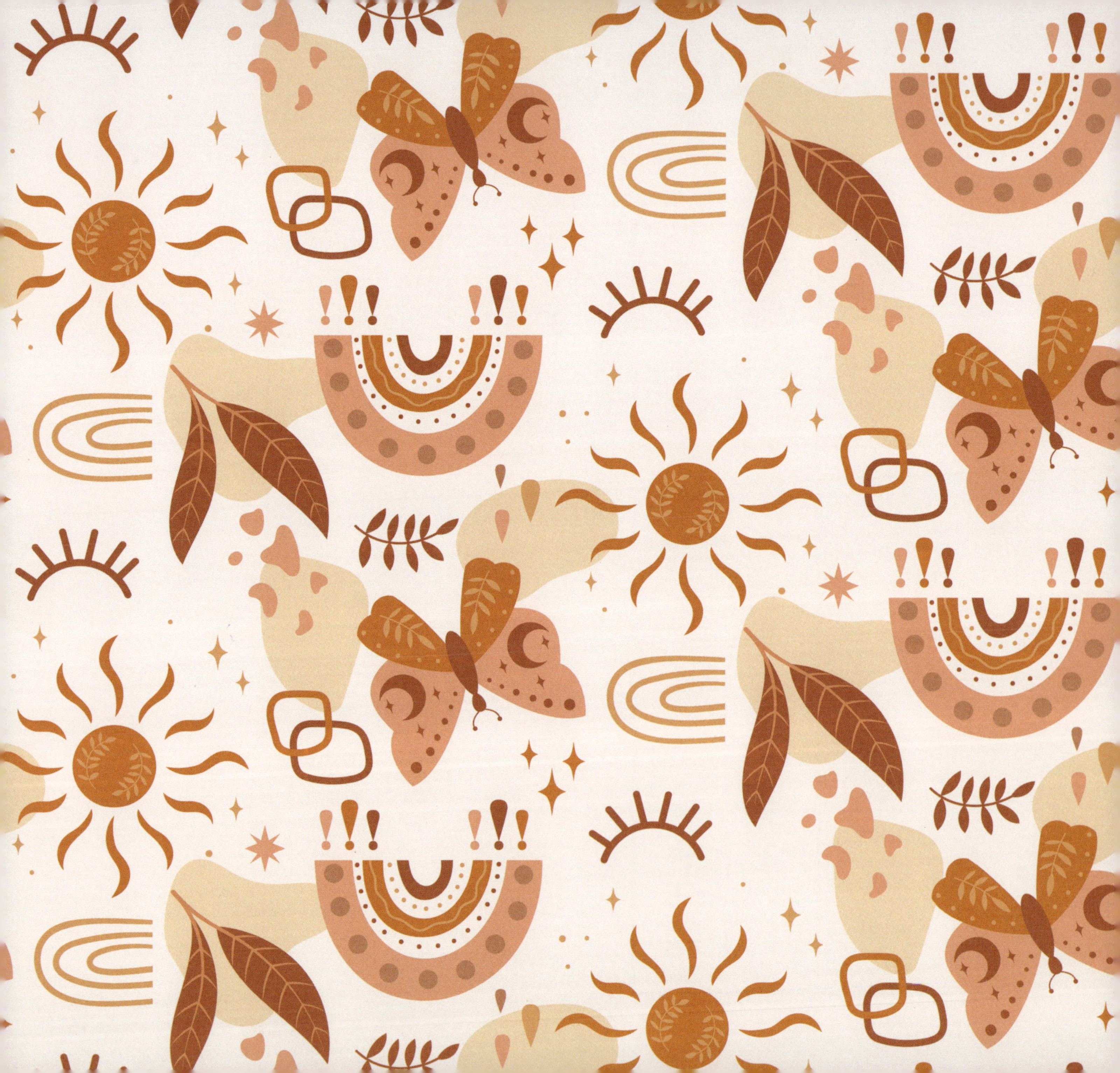

Binario

Es sind die Ziffern 1 und 0 in das Gitter einzutragen. In jeder Zeile und Spalte müssen beide Ziffern gleich oft vorkommen. Senkrecht und waagerecht dürfen nicht mehr als zwei gleiche Ziffern nebeneinanderstehen.

1					0			0					
1								0	0				
			0										0
			0				0						0
0				1			0		1			1	
										0			1
		1		0					1	1			
0					0			0					
	1		0				1						
	1	0			0	0							0
0								1		0	0		0
		1		1			1	1					
					0	1					0		
	0	0								1	1		1
						0			0				
	0	0			0	0						1	1
	1				0								0
			0				1			0			

➲ Lösung auf Seite 123

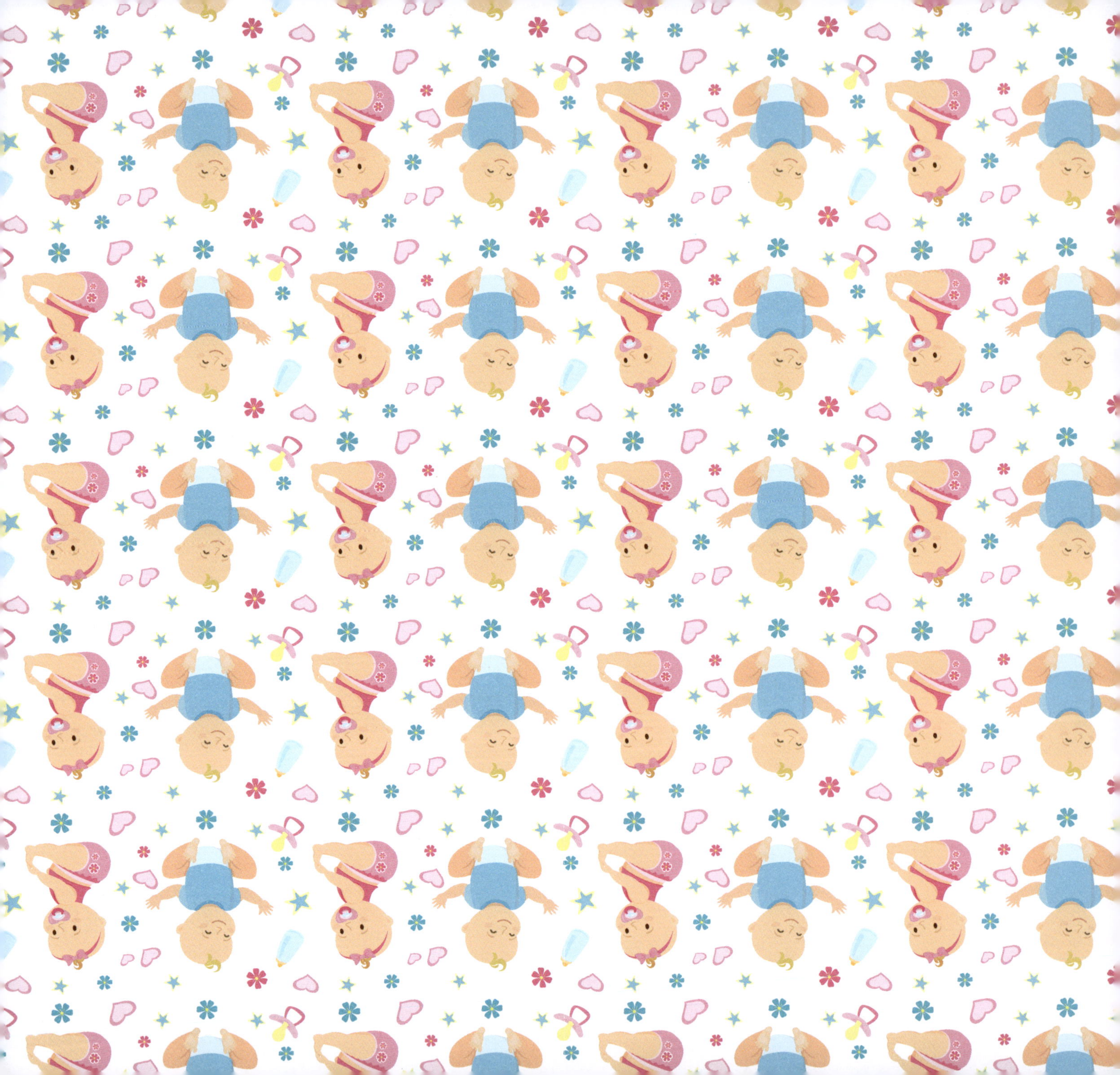

Labyrinth

Hilf Finn, sein
Fläschchen zu bekommen.

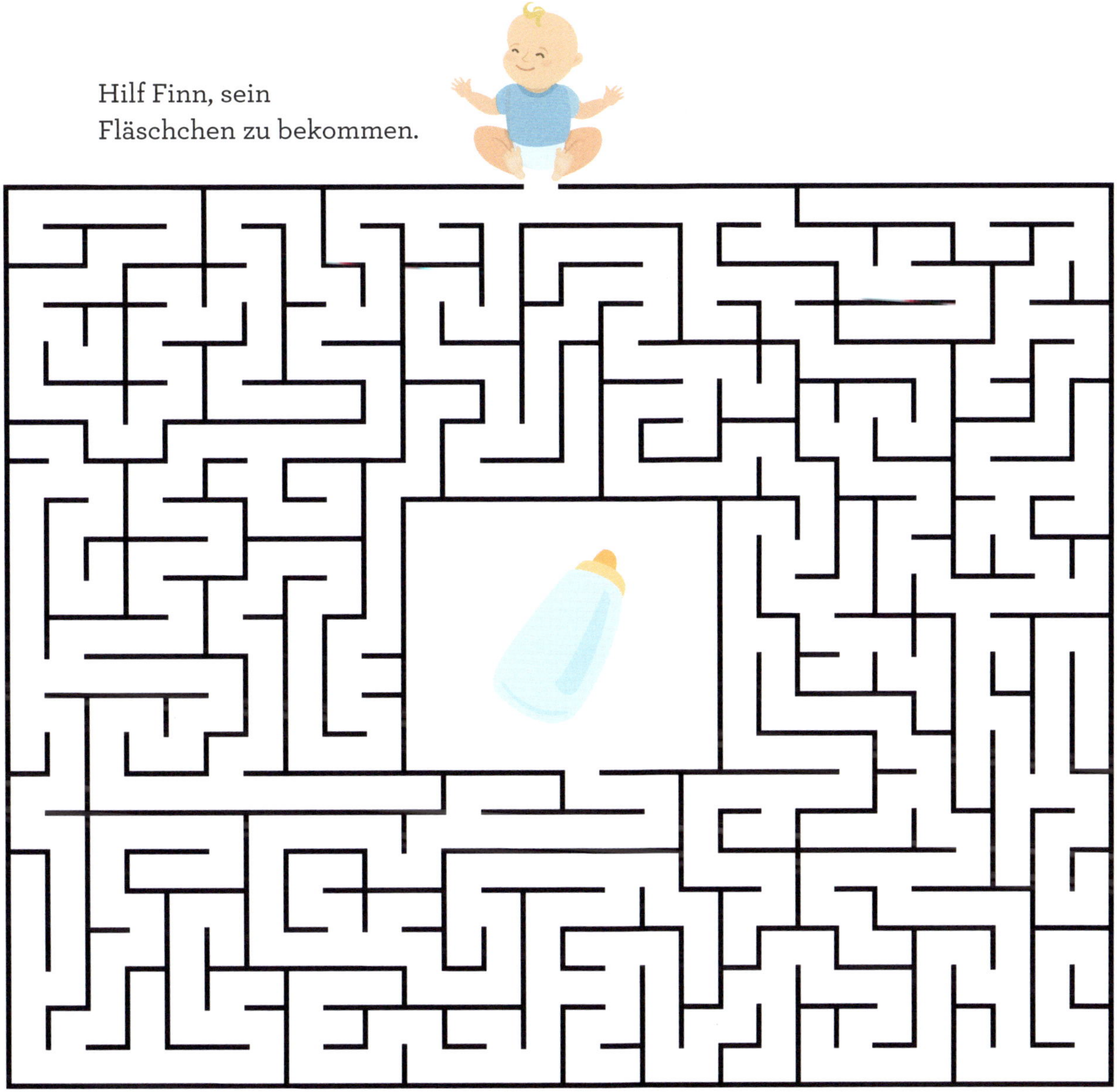

Lösung auf Seite 123

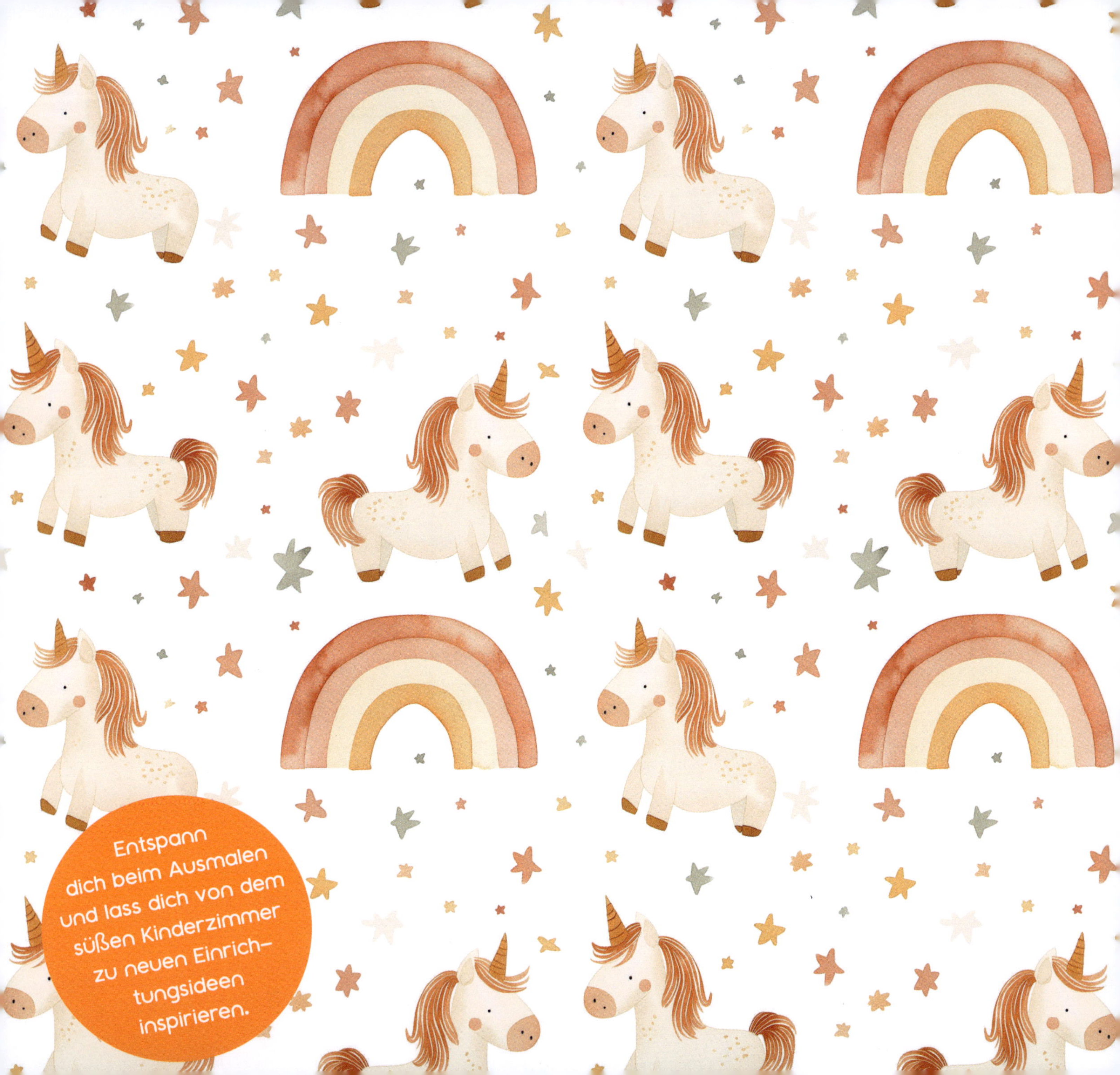
Entspann
dich beim Ausmalen
und lass dich von dem
süßen Kinderzimmer
zu neuen Einrich-
tungsideen
inspirieren.

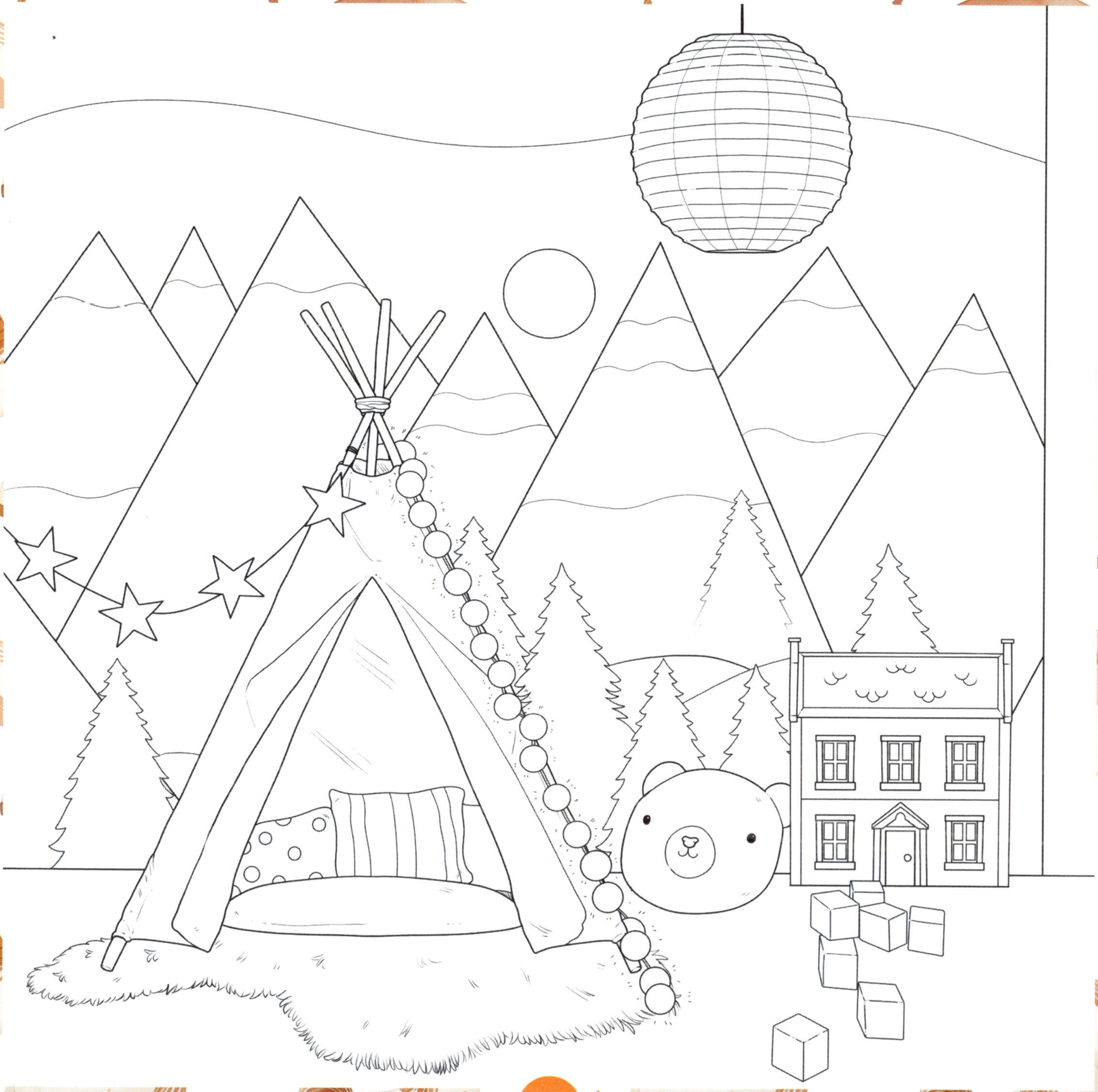

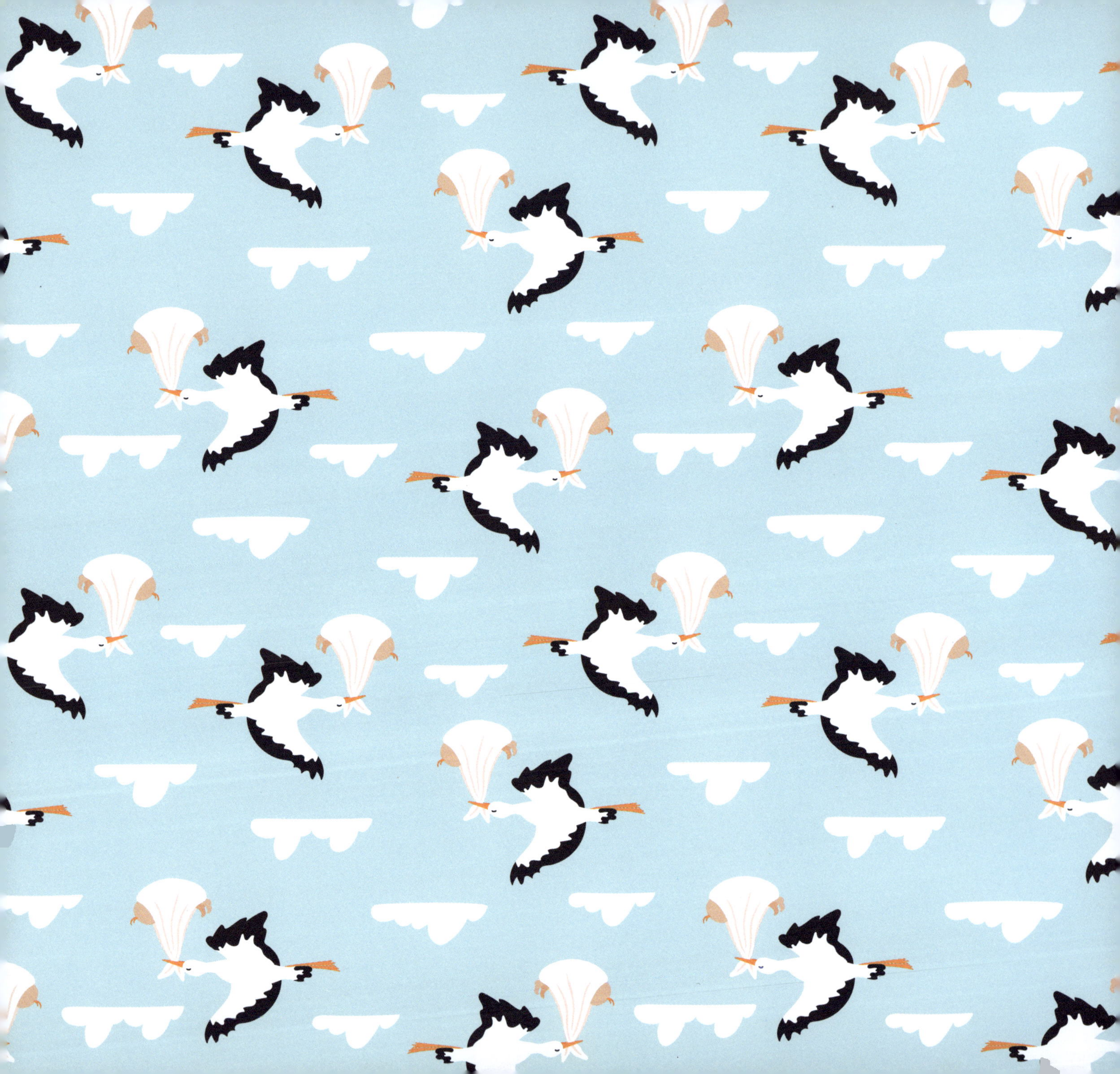

Spezialpost

Um den richtigen Empfänger zu finden, erhält der Storch kodierte Anweisungen in Rebusform. Wo soll er dieses Baby abliefern?

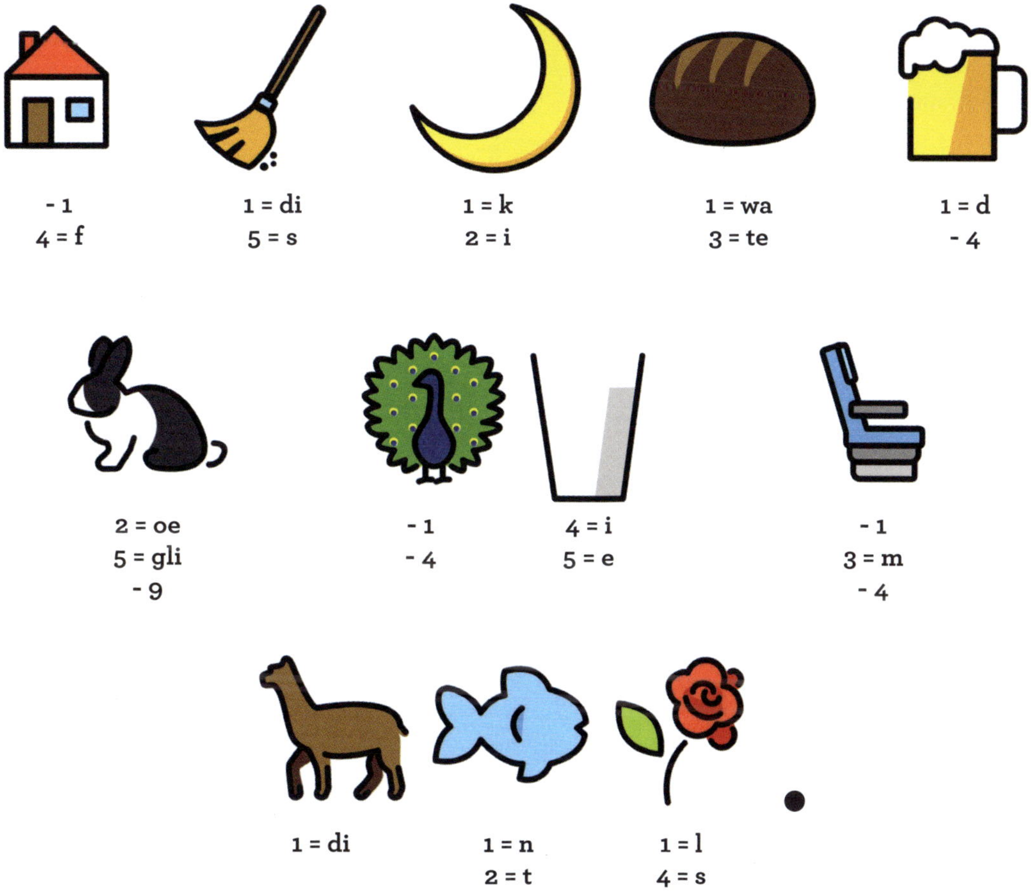

Lösung auf Seite 124

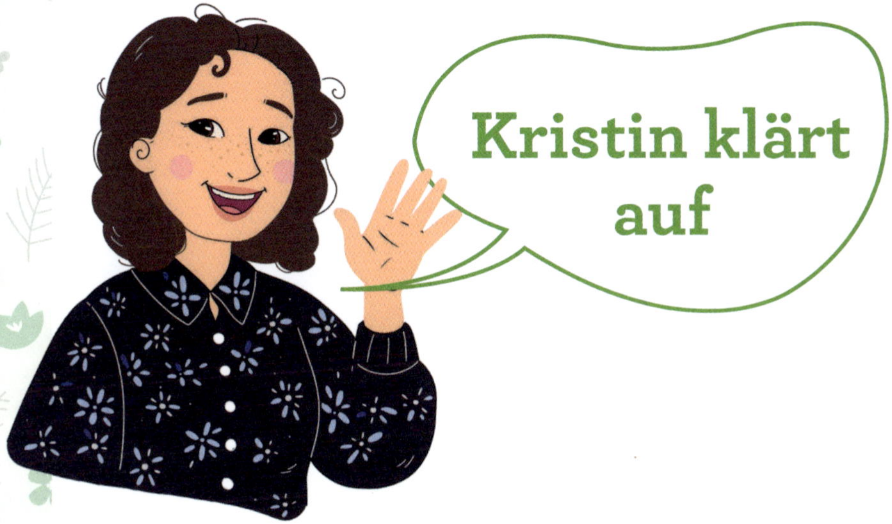

Suchreflex –

selbst ist das Baby

Durch den Suchreflex sind Neugeborene in der Lage direkt nach der Geburt ohne Hilfe die Brustwarze der Mutter zu suchen und zu finden. Dieser Überlebensinstinkt ist umso ausgeprägter, je weniger Medikamente eine Mutter unter Geburt hatte, die auf das Kind übergegangen sind. Durch Hin- und Herbewegen des Kopfes sucht das Neugeborene nach einer Erhebung und saugt sich daran fest. Nicht beeinträchtigte, gesunde Kinder können so innerhalb der ersten Stunde nach ihrer Geburt die Brust finden. Voraussetzung hierfür ist ein nicht unterbrochener Hautkontakt zur Mutter. Unterstützt werden die Neugeborenen von ihrem Geruchssinn. Hat das Kind die Brustwarze gefunden, so saugt es durch den Saugreflex korrekt los und schluckt automatisch durch den Schluckreflex.

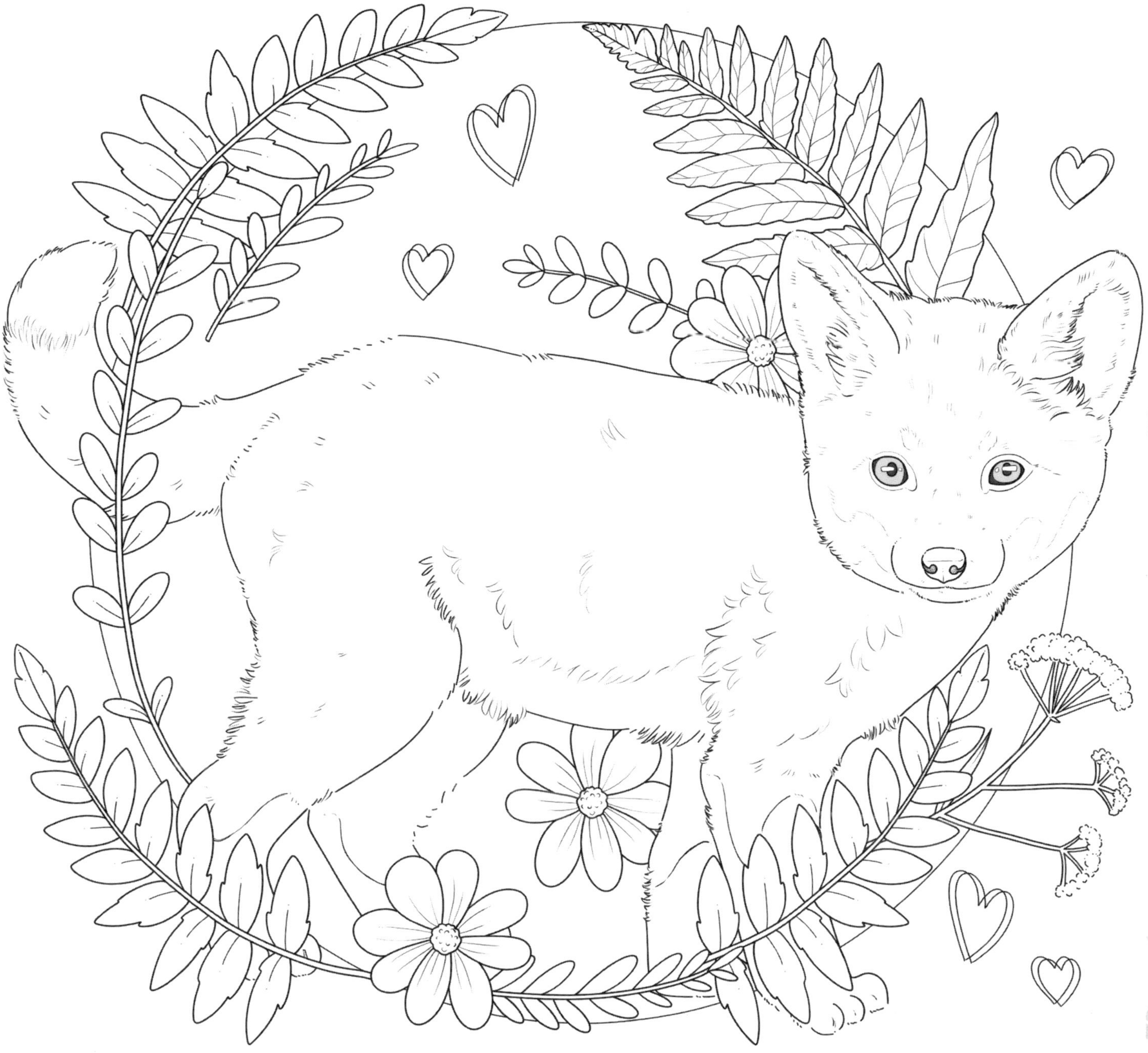

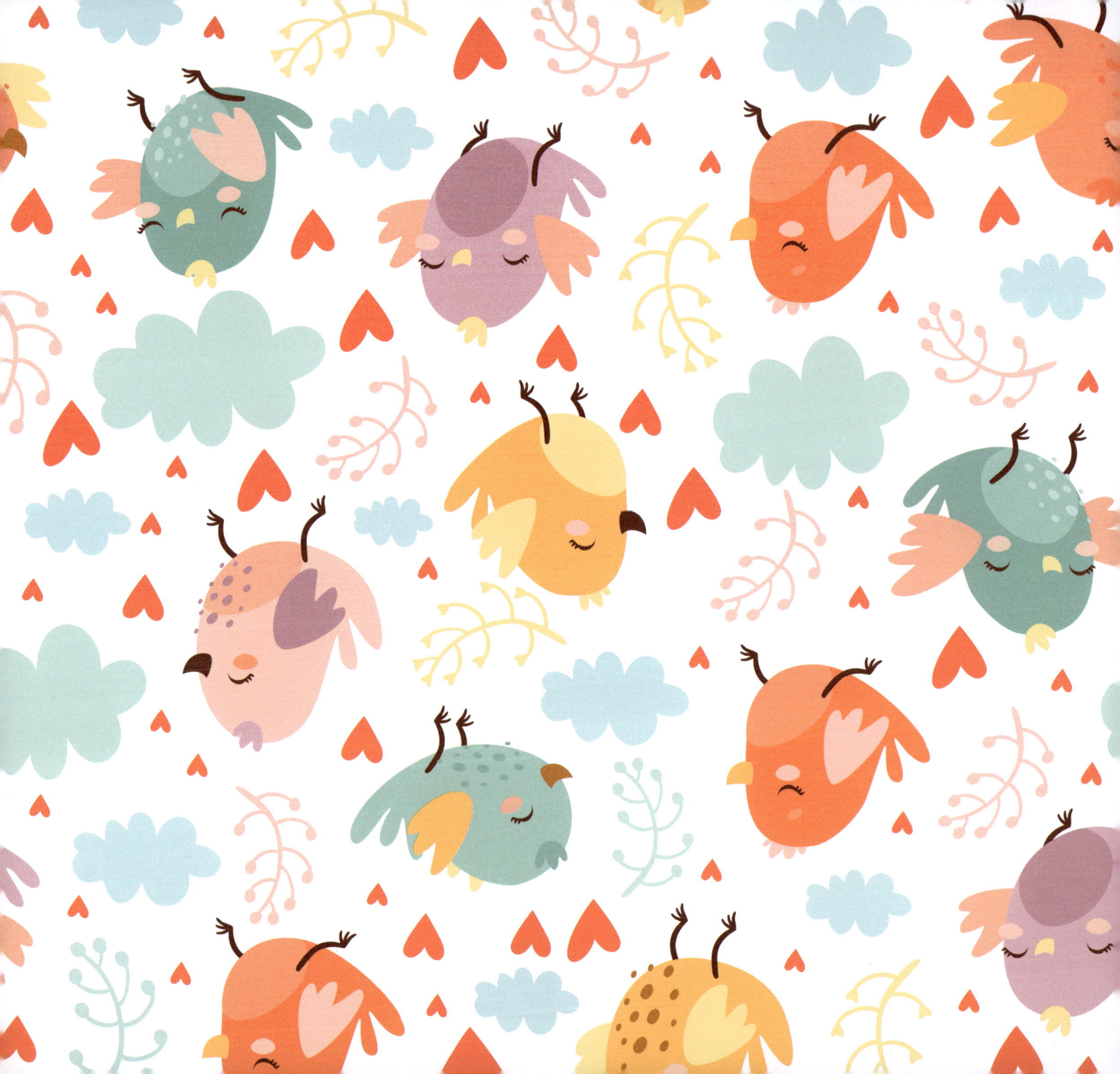

Sudoku

			5			8		7
			2		7	9	1	4
3		1		4	9			
		5	4	8			7	
4	2		9	7			8	
9	8						4	3
	3			2	4	7		
7	1		3			4		5
8		9		6				1

➲ Lösung auf Seite 124

Fehlersuche

In den beiden Bildern gibt es 10 Unterschiede.
Finde die Fehler im oberen Bild und male das untere aus.

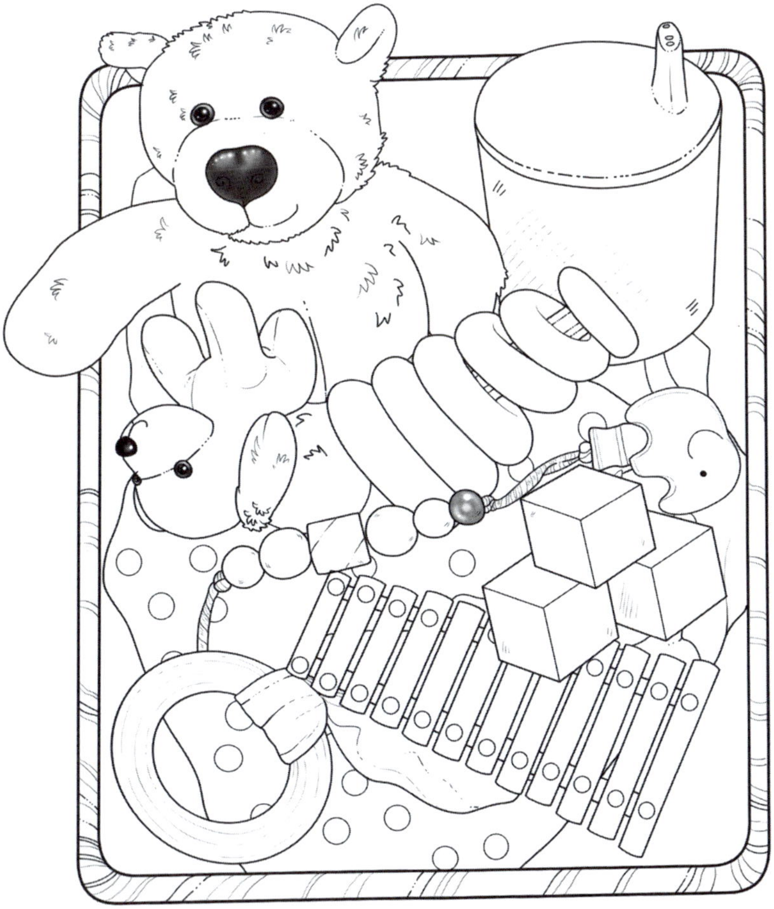

➲ Lösung auf Seite 124

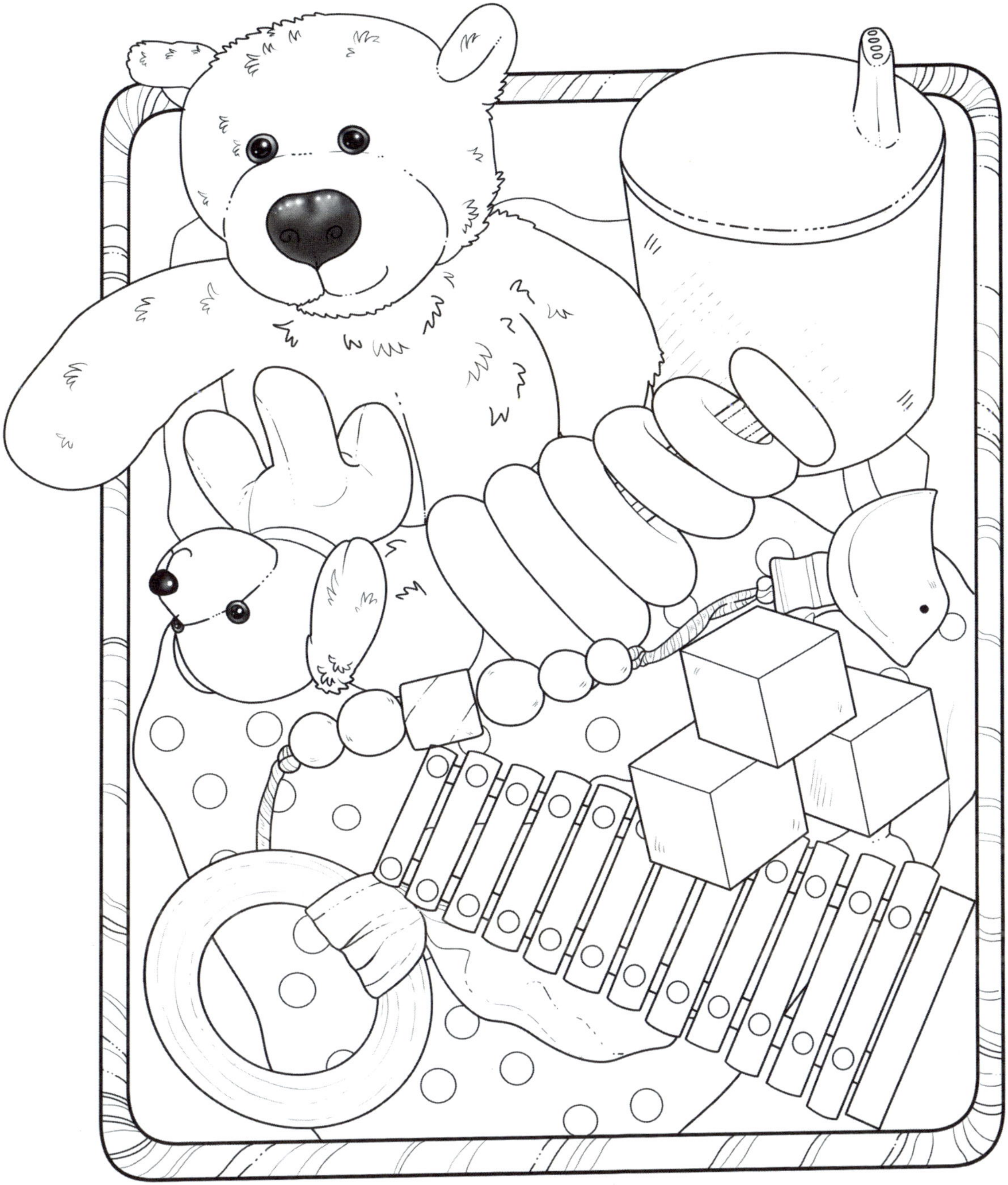

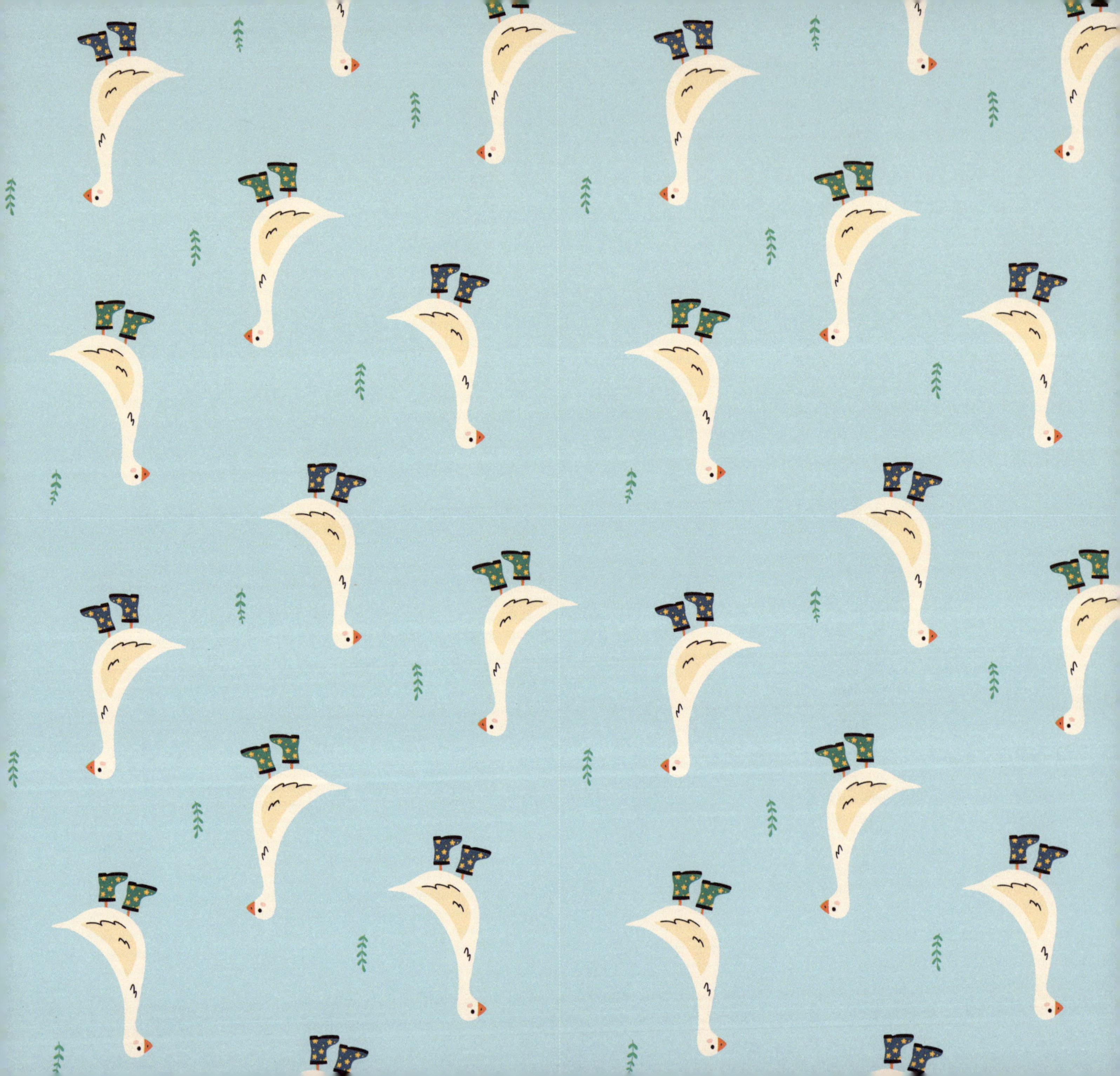

Matschkleidung

Gleich geht es raus auf das nass-kalte Spielgelände des Kindergartens. Alle Kinder sollen sich wasserdicht und warm anziehen. Als Martina ihren vier Gruppenjüngsten beim Umziehen helfen will, stellt sie fest, dass die Kinder es diesmal ganz alleine geschafft haben. Allerdings sind einige Kleidungsstücke vertauscht...

		Linker Stiefel				Rechter Stiefel				Matschhose			
		blau	gelb	orange	pink	blau	gelb	orange	pink	blau	grün	lila	rot
Name	Finja												
	Jakob												
	Maja												
	Samir												
Matschhose	blau												
	grün												
	lila												
	rot												
Rechter Stiefel	blau												
	gelb												
	orange												
	pink												

1. Kein Kind hat zwei oder mehr gleichfarbige Dinge angezogen. Insbesondere hat leider auch kein Kind zwei zueinander passende Stiefel ausgewählt. Samir hat überhaupt nichts Blaues an, und Maja überhaupt nichts Gelbes. Jakob hat einen blauen und einen pinkfarbenen Stiefel an. Welche Farbe an welcher Seite sitzt, könnte er nicht beantworten, denn er kann ja rechts und links noch nicht unterscheiden.

2. Finja trägt eine blaue Matschhose. Der linke pinkfarbene Stiefel wurde mit einem rechten gelben Stiefel kombiniert, während der linke orangefarbene Stiefel mit einer grünen Matschhose zusammen am gleichen Kind sitzt.

3. Das Kind mit dem rechten orangefarbenen Stiefel trägt keine blaue Matschhose. Die lilafarbene Matschhose hat keines der beiden Kinder angezogen, die jeweils einen pinkfarbenen Stiefel tragen.

Weil die Kinder sich so viel Mühe gegeben haben, lässt Martina sie natürlich in den Kleidungsstücken nach draußen gehen, die sie sich selbst angezogen haben. Welche sind das?

Lösung auf Seite 124

Tic-Tac-Toe

Setzt abwechselnd euer Zeichen (Kreuze oder Kreise) in ein freies Feld.
Wer als Erste:r drei Zeichen in eine Zeile, Spalte oder Diagonale setzen kann, gewinnt.

Tic-Tac-Toe

Setzt abwechselnd euer Zeichen (Kreuze oder Kreise) in ein freies Feld.
Wer als Erste:r drei Zeichen in eine Zeile, Spalte oder Diagonale setzen kann, gewinnt.

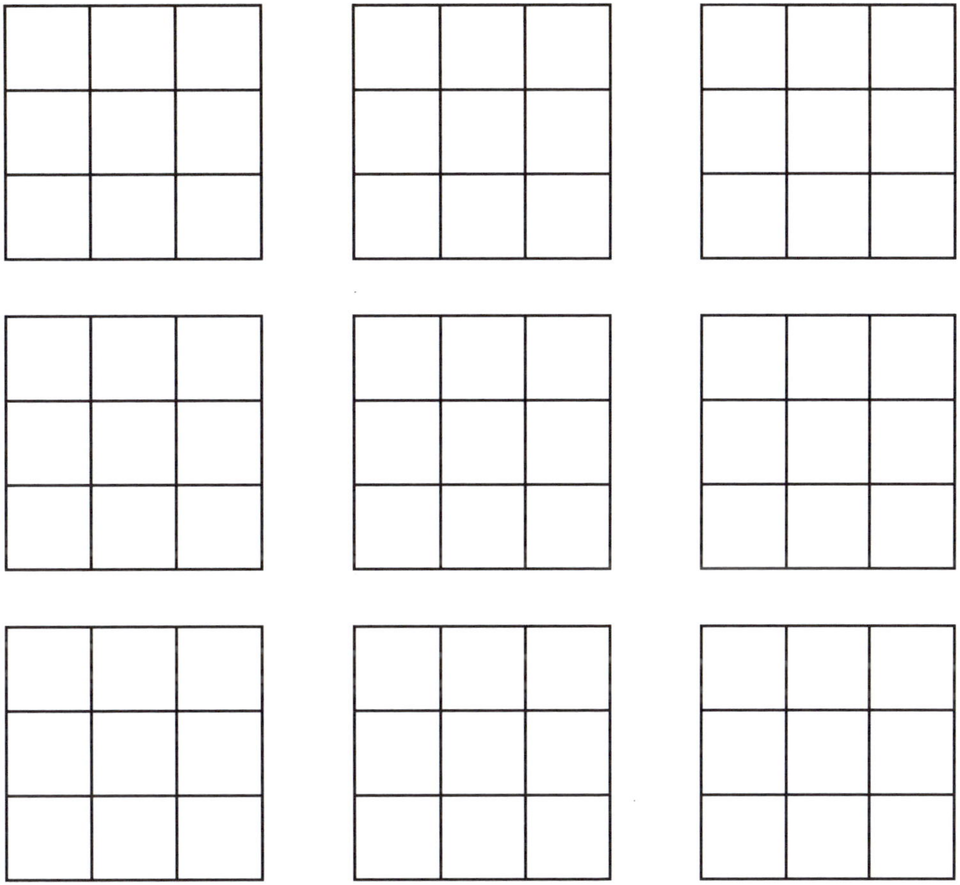

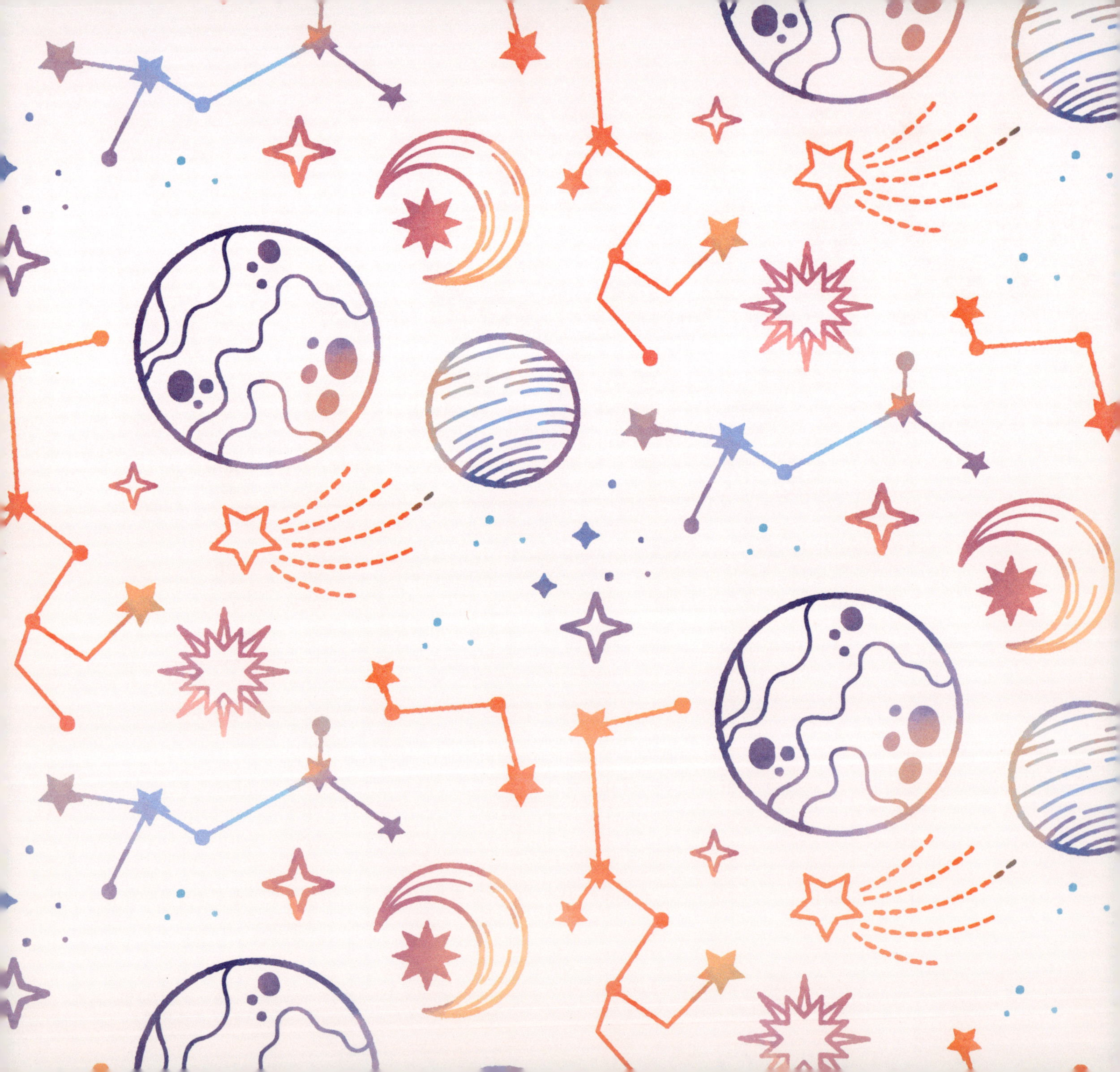

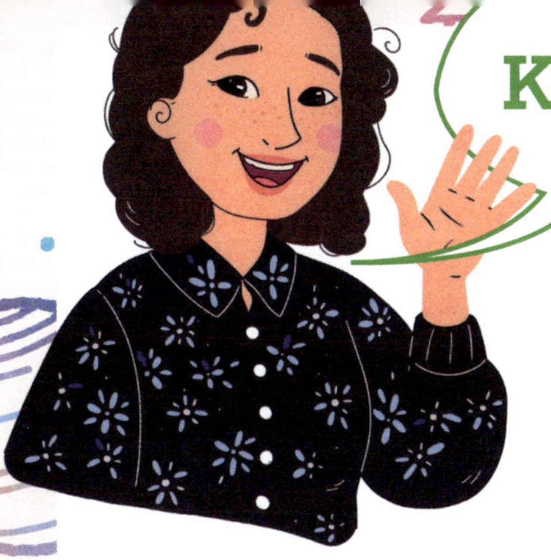

Kristin klärt auf

Das große Babyquiz

Auf den folgenden drei Doppelseiten erwartet dich ein großes Quiz rund um das Thema Schwangerschaft und Geburt. Zusammen ergeben alle 12 Fragen richtig beantwortet ein Lösungswort. Zu den richtigen Antworten gibt es im Lösungsteil ausführliche Erläuterungen mit zusätzlichen Hintergrundinformationen.

1. Wie viele Wochen dauert eine durchschnittliche Schwangerschaft?
   D) 20 Wochen
   F) 42 Wochen
   E) 40 Wochen

2. Was ist der Apgar-Score?
   L) ein Verfahren, um den Gesundheitszustand eines Neugeborenen unmittelbar nach der Geburt zu erheben
   U) ein Verfahren, um den Schweregrad von Krampfadern festzustellen
   S) ein Verfahren, um die Intensität von Wehen zu beurteilen

3. Wie weit öffnet sich der Muttermund unter der Geburt?
   E) 4 cm
   T) 10 cm
   R) gar nicht, er ist schon immer geöffnet

4. Was versteht man unter Gravida und Para?
   A) die verschiedenen Eihautschichten
   S) zwei unterschiedliche Geburtspositionen
   E) die Anzahl der Schwangerschaften und Geburten einer Frau

Lösung auf Seite 125

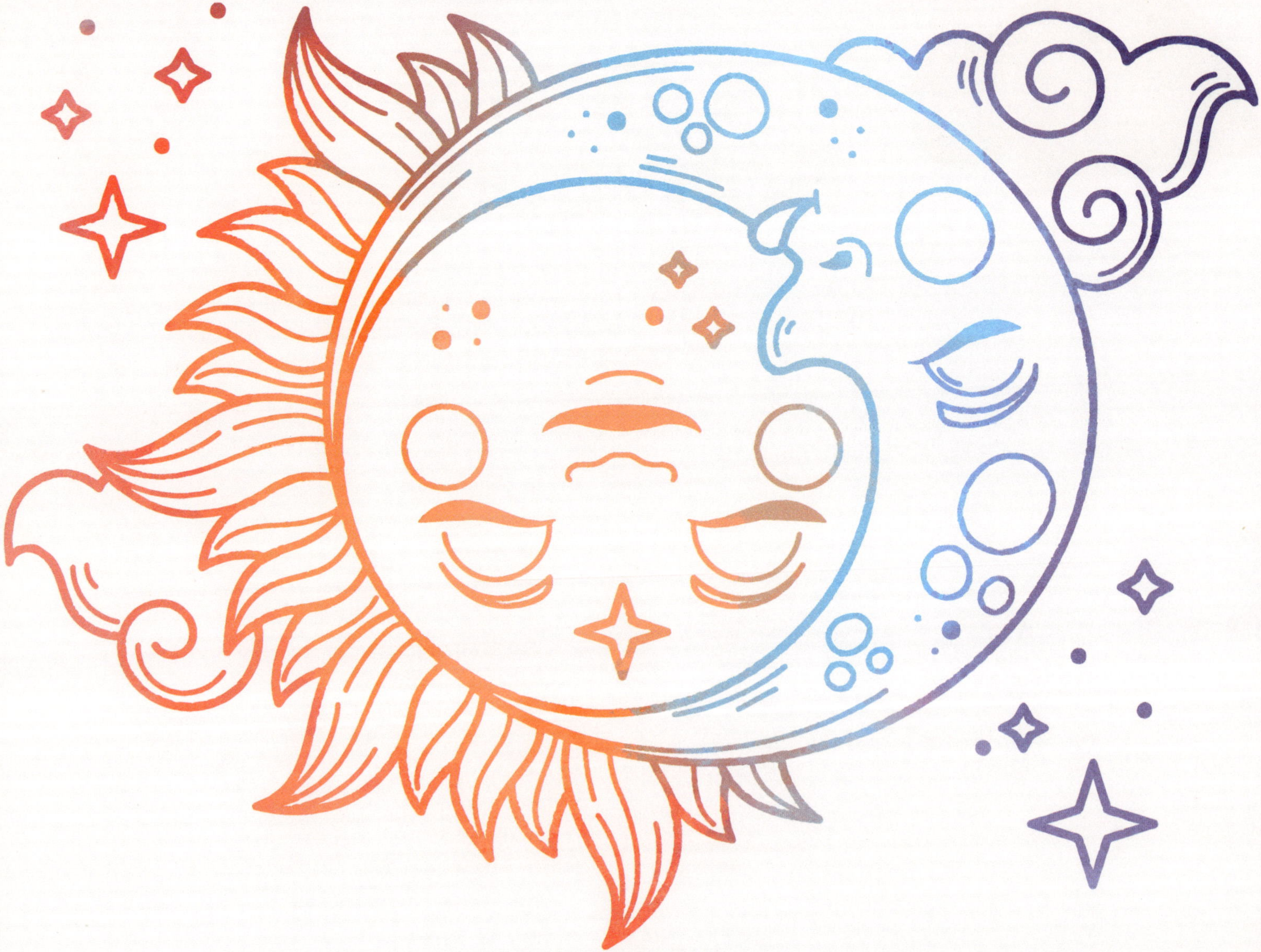

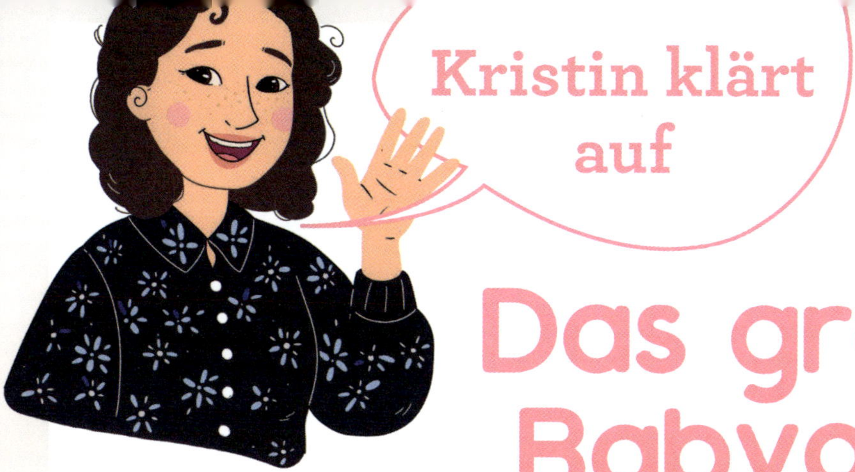

Das große Babyquiz

5. Wie lang ist eine Nabelschnur ca. bei der Geburt?
   M) 10-15 cm
   R) 50-60 cm
   I) 100-120 cm

6. Ab welcher Schwangerschaftswoche (SSW) beginnt das kindliche Herz zu schlagen?
   N) ab der 5. SSW
   T) erst ab der Geburt
   D) ab der 20. SSW

7. Ab wann atmet ein Kind?
   V) ab der 5. SSW
   W) erst ab der Geburt
   K) ab der 20. SSW

8. Welche Hausmittel unterstützen die Milchbildung?
   E) Fenchel, Kümmel, Anis, Bockshornklee, Karamalz, alkoholfreies Weizenbier
   O) Zimt, Ingwer, Chili, Majoran, Nelken
   A) Pfefferminz, Salbei, Petersilie

Lösung auf Seite 126

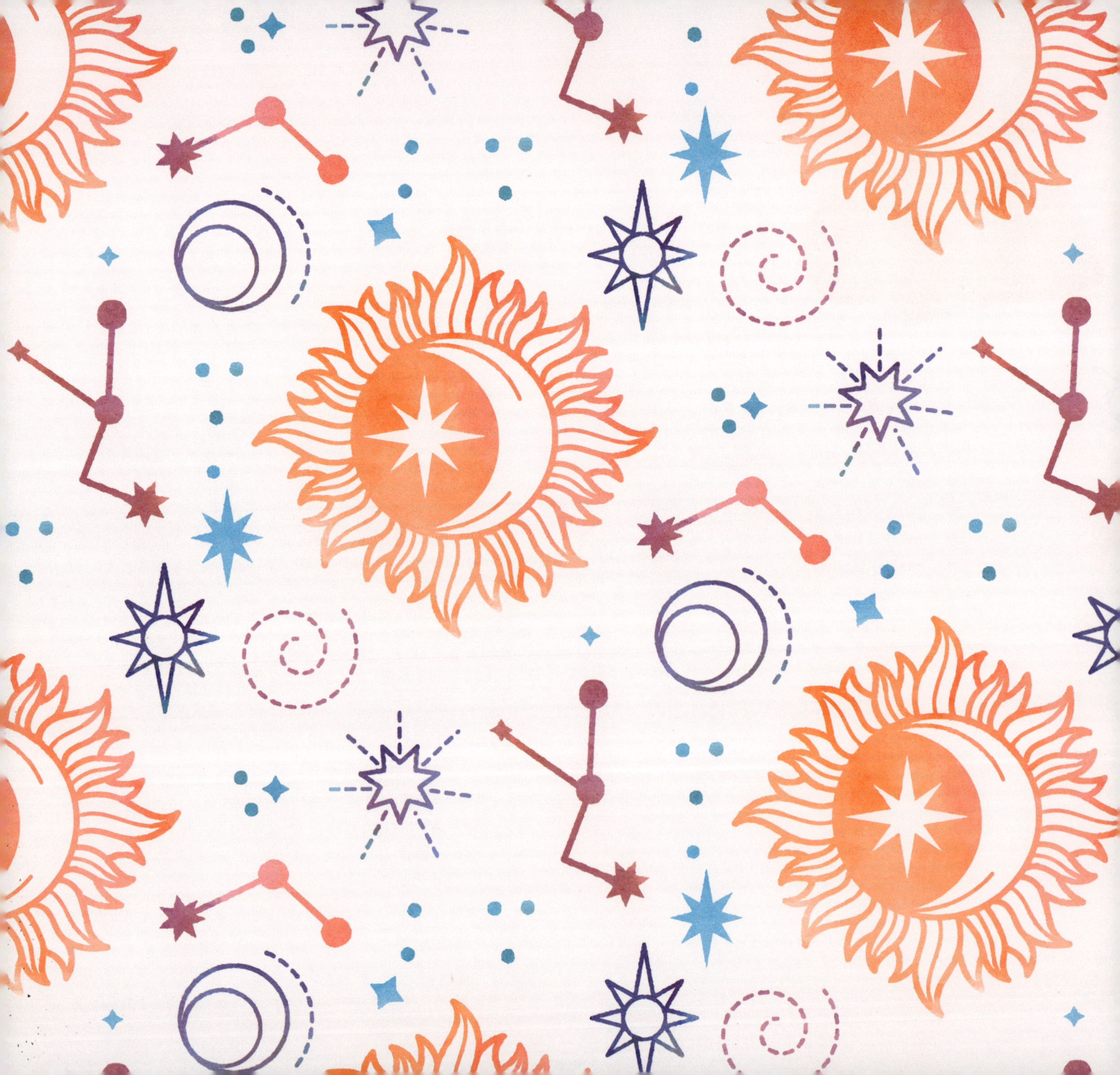

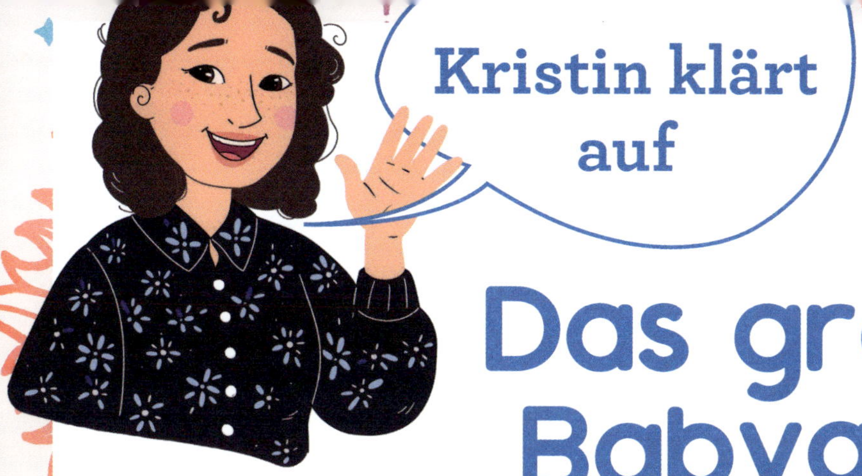

Das große Babyquiz

9. Wie viel Liter mehr Blut hat eine Frau in der Schwangerschaft?
   - B) gar nichts, alles bleibt gleich
   - F) ca. 5 Liter
   - R) ca. 1,5 Liter

10. Wie viele Stunden am Tag schläft ein Neugeborenes im Durchschnitt?
    - G) 8-10 h
    - D) 16-18 h
    - A) 20-22 h

11. Wie viele Phasen hat eine Geburt?
    - K) 2
    - S) 10
    - E) 4

12. Was ist ein Sternengucker?
    - N) eine Fehleinstellung des kindlichen Kopfes unter Geburt
    - P) eine Yoga-Rückbildungsübung
    - T) eine Methode zur Bestimmung des Geschlechts

➲ Lösung auf Seite 127

Lösungen

Seite 7

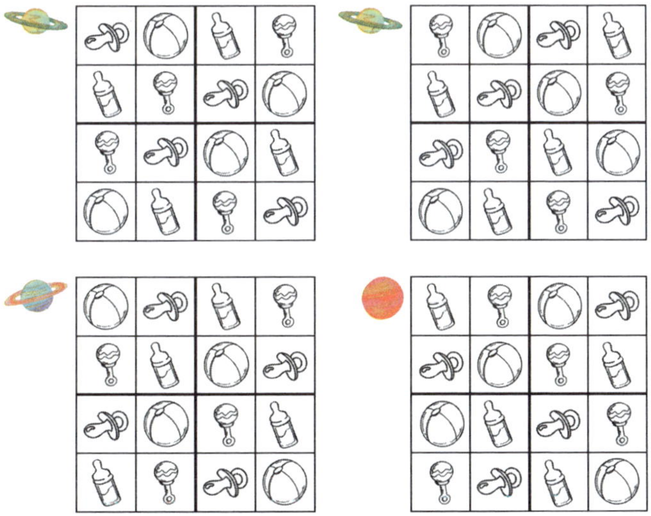

Seite 9

GUTENACHT		K	U	S	S			MUND
WADEN		W	I	C	K	E	L	TASCHE
FLITTER	W	O	C	H	E	N		BETT
NABEL	S	C	H	N	U	R		GERADE
MUTTER	S	C	H	U	T	Z		ENGEL
WIND	S	T	I	L	L			BERATUNG
LIEBE		V	O	L	L			BART
KINDER	W	A	G	E	N			RAD
SCHUL	S	T	A	R	T			KLAR

Seite 17

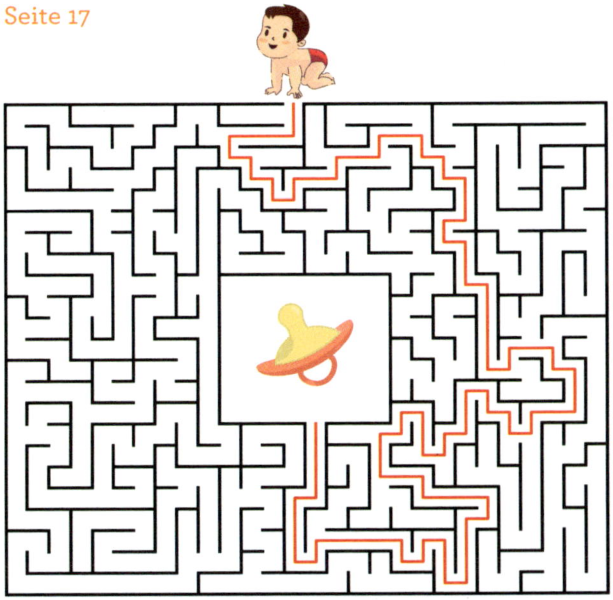

Seite 13 Diese Lieferanweisung erhält der Storch: „Es ist das große blaue Haus im Salamanderweg."

Seite 21

				Z	G			P		M			F			G		O
D	A	U	M	E	N		U	R	S	A	C	H	E		R	E	A	L
A	L	L		R	O	M	E	O		D		A	M	P	U	L	L	E
	E	K	Z	E	M		B		R	I	E	S	E		T		B	
E	X	E		S		B	E	L	E	G		A		B	E	S	E	N
	A		S	I	S	A	L		G		U	R	A	L		A	R	E
A	N	I	O	N		R		F	E	I	N	D		I		E	G	O
	D		W		S	O	L	A	R		A		S	T	E	N	O	
	E	T	A	G	E	N		B		T	R	O	T	Z		F		S
I	R	I	S		R		D	E	V	O	T		E		P	T	A	H
		M		P	I	R	O	L		B		G	A	L	E	E	R	E
	T	O	L	L	E		R		P	A	N	I	K		L		G	
V	O	R		E		E	T	H	I	K		E		K	E	L	L	E
	R		H	I	L	L			N		F	R	A	U		A	I	S
L	E	G	A	T		K	O	L	I	B	R	I		E	C	H	S	E
	R		B	E	G	O	N	I	E		A	G	A	R		R	T	L
	O	B	E	N														

Lösung: ULTRASCHALL

Seite 23

SPIELUHR; KINDER; HEBAMME; LAUFRAD

Seite 25

1	0	0	1	1	0	1	1	0	0	1	0	1	0
1	1	0	0	1	1	0	1	0	1	0	1	0	0
0	0	1	1	0	0	1	0	1	0	1	0	1	1
0	0	1	1	0	1	1	0	1	0	1	1	0	0
1	1	0	0	1	0	0	1	0	1	0	1	0	1
0	0	1	1	0	0	1	1	0	1	0	0	1	1
1	0	1	0	1	1	0	0	1	0	1	0	1	0
1	1	0	1	0	0	1	0	0	1	0	1	0	1
0	1	1	0	0	1	0	1	0	0	1	1	0	1
1	0	0	1	1	0	0	1	1	0	1	0	1	0
0	0	1	0	1	0	1	0	1	1	0	0	1	1
0	1	1	0	0	1	1	0	0	1	0	1	0	1
1	1	0	1	1	0	0	1	0	0	1	0	1	0
0	0	1	1	0	1	1	0	1	1	0	1	0	0
0	1	0	0	1	1	0	1	1	0	1	0	0	1
1	0	0	1	0	0	1	0	0	1	1	0	1	1
0	1	1	0	0	1	0	0	1	1	0	1	1	0
1	1	0	0	1	1	0	1	1	0	0	1	0	0

Seite 27

AFFE, DINOSAURIER, DRACHE, EINHORN, ELEFANT, EULE, FAULTIER, FUCHS, GIRAFFE, HASE, HUND, KATZE, KUH, LOEWE, MAMMUT, MAUS, PFERD, SCHAF, TEDDYBAER, WALFISCH

Seite 31

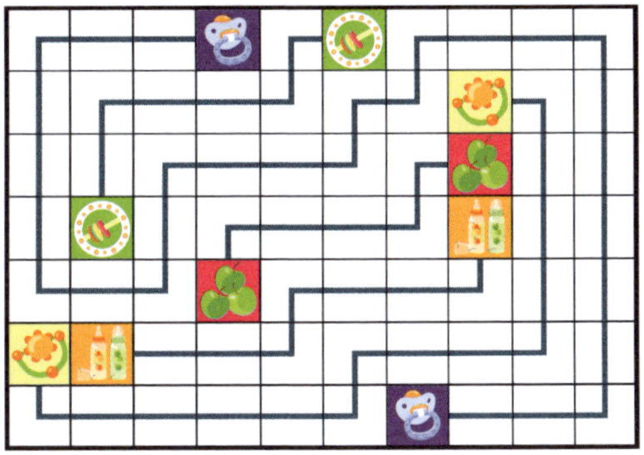

Seite 33

Kleidung	Größe	Farbe	Preis
Overall	74	olivgrün	6 Euro
Pullover	62	hellblau	4 Euro
Schlafsack	80	orange	5 Euro
Strampler	68	dunkelrot	3 Euro

Seite 34

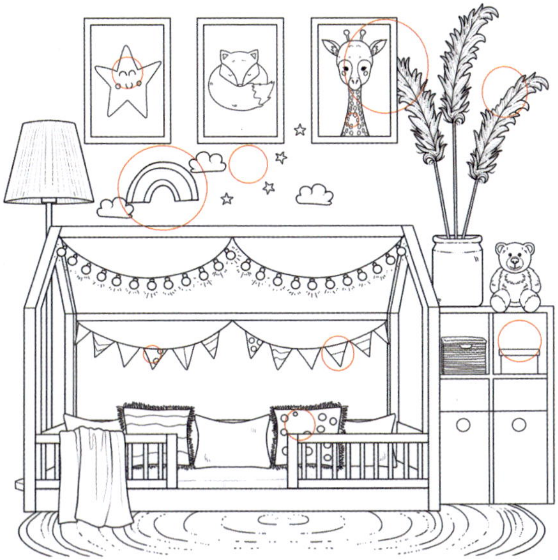

Seite 37 MUTTERPASS, WICKELTISCH, FAMILIENPLANUNG, BABYSCHALE, STILLKISSEN, SCHNULLERBAND, SPIELZEUGKISTE, ELTERNZEIT, KINDERARZT

Seite 43

4	6	7	8	1	2	9	5	3
5	8	2	4	3	9	7	1	6
9	1	3	5	6	7	2	8	4
7	2	1	3	9	5	4	6	8
6	5	4	2	7	8	1	3	9
8	3	9	1	4	6	5	2	7
2	7	8	6	5	4	3	9	1
1	4	6	9	2	3	8	7	5
3	9	5	7	8	1	6	4	2

Seite 45 AUTO, BALL, BAUKLÖTZE, BEISSRING, FÜHLBUCH, KREISEL, KUSCHELTIER, MURMELBAHN, PUZZLE, PUPPE, QUIETSCHEENTE, RASSEL, SCHAUKELPFERD, SPIELUHR, XYLOPHON
Bonus: FERNBEDIENUNG

Seite 47

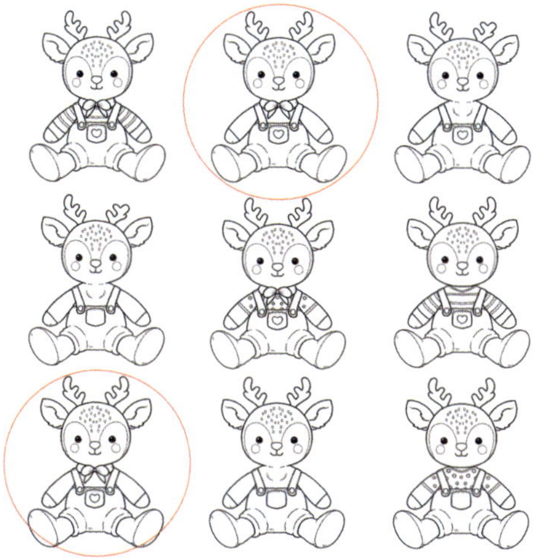

Seite 49 KLEINKIND 18, DINKEL 6, INDIEN 6, KLINKE 6, KLEID 5, KLEIN 5, KNIEN 5, LENIN 5, LINDE 5, LINIE 5, LINKE 5, DEIN 4, DENN 4, INKE 4, KEIL 4, KEIN 4, KIEL 4, KNIE 4, LEID 4, LEIN 4, LENI 4, LIED 4, NEID 4, NEIL 4, NEIN 4, NIKE 4
133 Punkte

Seite 51

STILL		K	I	S	S	E	N			SCHLACHT
FAMILIEN					P	A	S	S		BILD
KINDER				Z	I	M	M	E	R	DECKE
HAFER			B	R	E	I				ARTIG
GEBURTS			H	E	L	F	E	R		SYNDROM
ELTERN					Z	E	I	T		ALTER
WIEGEN			L	I	E	D				TEXT
BABY			B	A	U	C	H			GEFUEHL
KRANKEN		T	R	A	G	E				TASCHE

Seite 55

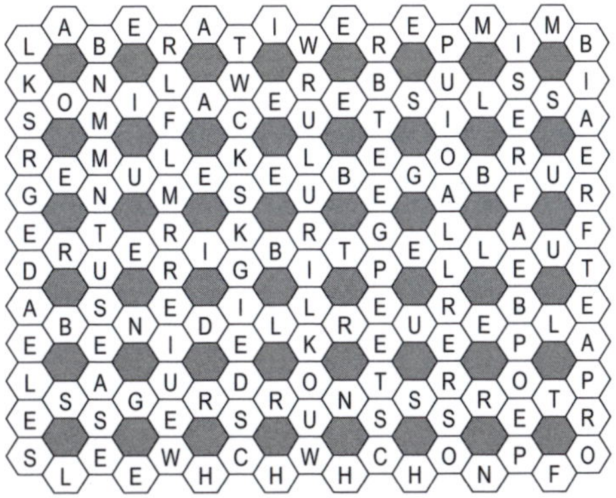

Lösungswort: WOCHENBETT

Seite 59 SCHNULLER; RASSEL; BADEZEIT; WEHEN

Seite 60

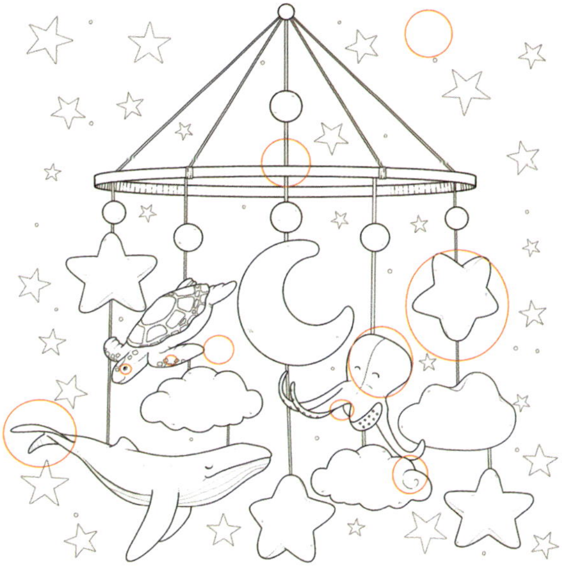

Seite 63 TRIMESTER 18, MEISTER 7, STRIEME 7, ERSTER 6, MISERE 6, REMISE 6, SETTER 6, STREIT 6, TEISTE 6, TESTER 6, TRIEST 6, ERSTE 5, MEISE 5, REIMS 5, REISE 5, REMIS 5, RESET 5, RIESE 5, SEITE 5, SEMIT 5, SERIE 5, STIER 5, TRIST 5, EMSE 4, ERST 4, ESTE 4, MIES 4, MISE 4, MIST 4, REIS 4, RESI 4, REST 4, RIES 4, RIST 4, SEIT 4, STER 4, STET 4, TEST 4
202 Punkte

Seite 68

	T		A	D			I		B				I	
P	A	S	T	E		S	T	E	I	N	B	O	C	K
	B		R	A	T	I	O		S		E	S	E	L
B	E	V	O	R		D		P	O	R	S	T		O
	L		P		B	O	G	E	N		S	E	N	N
	L	E	I	N	E	N		L		M	E	N	U	E
B	E	I	N		R		T	E	U	E	R		K	
		N		D	A	V	O	R		S		A	L	B
	D	E	P	O	T		P	I	N	S	C	H	E	R
L	A	R		G	E	R	A	N	I	E		O	U	I
	S		B	E	N		S	E	E	R	E	I	S	E

Seite 69 AHOI, ALB, ATROPIN, BEIN, BEN, BERATEN, BESSER, BEVOR, BISON, BOGEN, BRIE, DAS, DAVOR, DEAR, DEPOT, DOGE, EINER, ESEL, GERANIE, ICE, ITO, KLONE, LAR, LEINEN, MENUE, MESSER, NIE, NUKLEUS, OSTEN, OUI, PASTE, PELERINE, PINSCHER, PORST, RATIO, SEEREISE, SENN, SIDON, STEINBOCK, TABELLE, TEUER, TOPAS

Seite 71

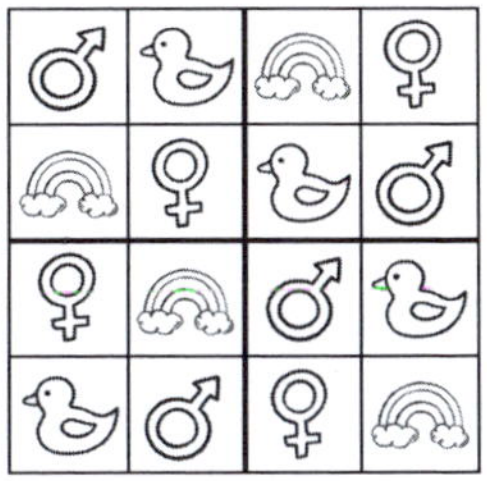
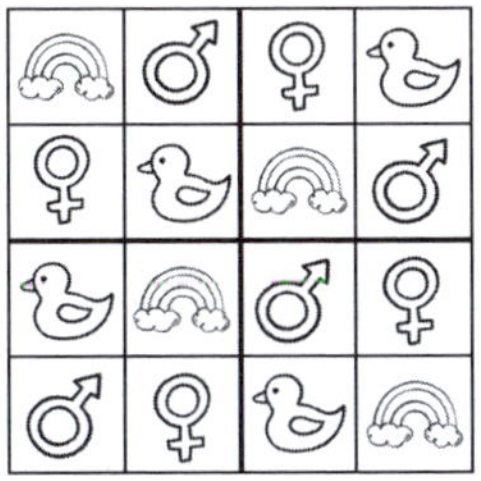
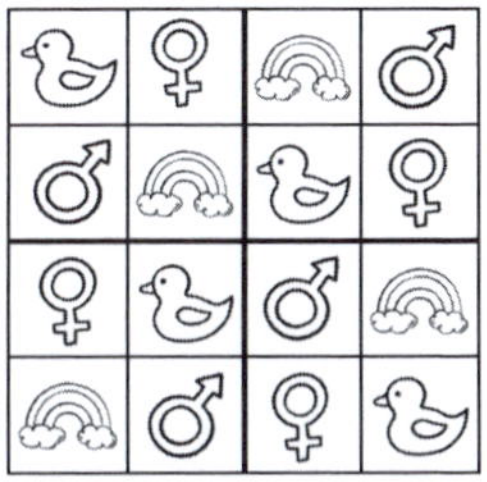
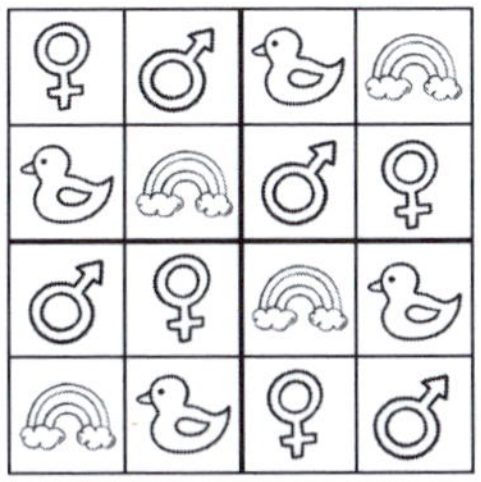

Seite 73

BEUTEL					T	I	E	R		BABY
KINDER			G	A	R	T	E	N		MAUER
SCHNULLER				B	A	N	D			BREITE
GEBURTS			T	A	G					TRAUM
GITTER				B	E	T	T			BEZUG
FRAUEN		A	R	Z	T					TERMIN
VATER		F	R	E	U	D	E	N		BOTSCHAFT
TURM			H	O	C	H				STUHL
MURMEL			B	A	M	N				FAHRT

Seite 75

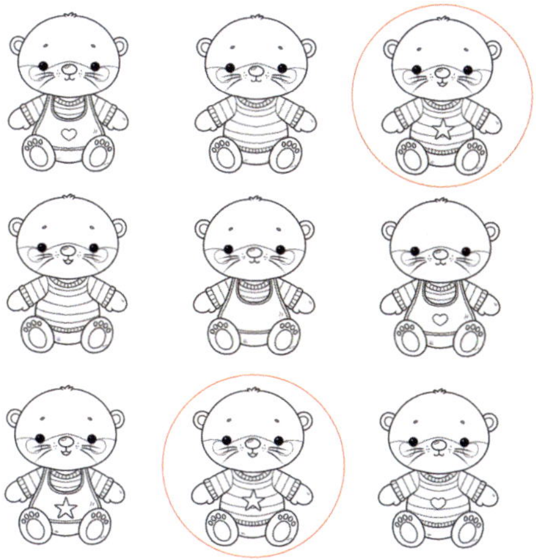

Seite 77

■	■	■	■	A	K	■	■	I	■	O	■	■	R	■	■	A	■	F
N	E	P	T	U	N	■	B	R	U	E	C	K	E	■	E	L	B	E
C	I	A	■	D	E	L	L	E	■	L	■	A	B	S	T	U	R	Z
■	S	T	E	I	F	■	U	■	M	I	E	N	E	■	W	■	U	■
A	K	T	■	E	■	L	E	D	I	G	■	S	■	L	A	D	E	N
■	A	■	A	N	N	A	M	■	M	■	M	A	X	I	■	O	H	O
P	F	A	L	Z	■	B	■	R	I	T	U	S	■	C	■	M	E	M
■	F	■	I	■	S	E	L	E	N	■	E	■	R	H	E	I	N	■
■	E	I	C	H	E	L	■	G	■	I	D	I	O	T	■	Z	■	W
B	E	D	E	■	C	■	W	E	I	T	E	■	M	■	H	I	F	I
■	■	Y	■	A	H	N	E	N	■	A	■	K	A	P	E	L	L	E
■	K	L	O	S	S	■	D	■	K	L	E	I	N	■	L	■	O	■
A	U	L	■	T	■	K	A	K	A	O	■	L	■	F	L	I	R	T
■	R	■	Z	W	E	I	■	■	L	■	L	I	M	O	■	D	I	A
M	A	G	I	E	■	M	A	L	A	R	I	A	■	O	Z	E	A	N
■	R	■	T	R	I	M	M	E	N	■	A	N	E	T	■	A	N	D
■	E	N	A	K														

Lösungswort: SCHWANGERSCHAFT

Seite 79

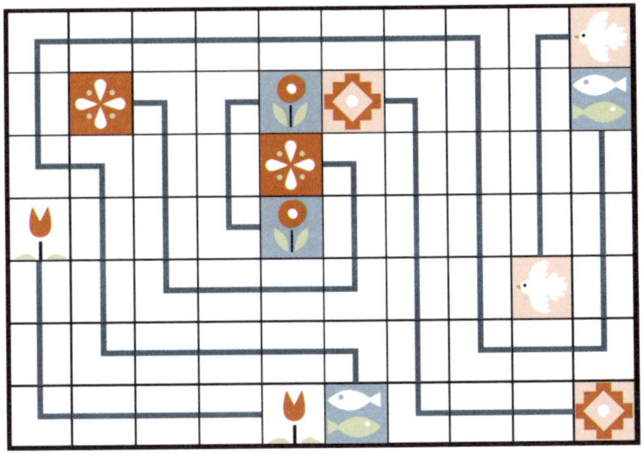

Seite 81

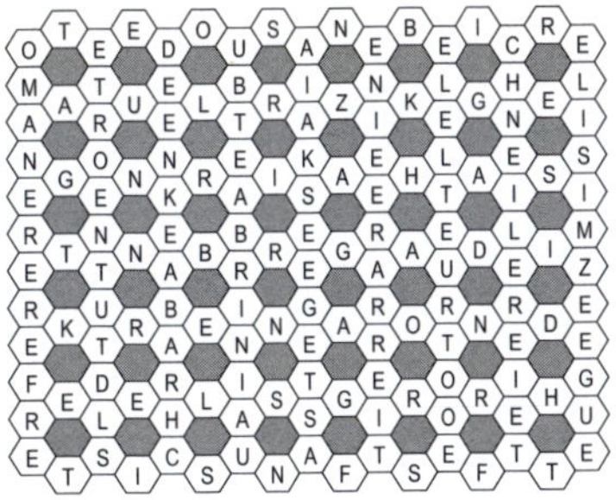

Lösungswort: Geburtshelfer

Seite 85 BABYSCHALE, BODY, FEUCHTTUECHER, FLASCHE, KINDERWAGEN, KUSCHELTIER, LAETZCHEN, MOBILE, MUETZE, SCHNULLER, STRAMPLER, TRAGETUCH, WIEGE, WICKELTASCHE, WINDELN

Seite 89

Name	Alter	Essen	Beschäftigung
Chan	2,5 Jahre	Frikadellen	Malen
Emil	1,5 Jahre	Apfelmus	Musik
Lydia	3 Jahre	Karotten	Spielplatz
Marie	2 Jahre	Pürree	Bauen

Seite 91

1	0	1	1	0	0	1	0	0	1	1	0	1	0
1	0	0	1	1	0	0	1	0	0	1	1	0	1
0	1	1	0	1	1	0	1	1	0	0	1	0	0
1	0	1	0	0	1	1	0	0	1	1	0	1	0
0	1	0	1	1	0	1	0	0	1	0	0	1	1
0	1	0	0	1	1	0	1	1	0	0	1	0	1
1	0	1	0	0	1	1	0	0	1	1	0	1	0
0	0	1	1	0	0	1	0	0	1	1	0	1	1
0	1	0	0	1	1	0	1	1	0	0	1	0	1
1	1	0	0	1	0	0	1	0	1	1	0	1	0
0	0	1	1	0	1	1	0	1	1	0	0	1	0
0	0	1	0	1	1	0	1	1	0	0	1	0	1
1	1	0	1	0	0	1	0	0	1	1	0	1	0
1	0	0	1	0	0	1	0	1	0	1	1	0	1
0	1	1	0	1	1	0	1	1	0	0	1	0	0
1	0	0	1	1	0	0	1	0	1	0	0	1	1
1	1	0	1	0	0	1	0	1	0	1	1	0	0
0	1	1	0	0	1	0	1	1	0	0	1	0	1

Seite 93

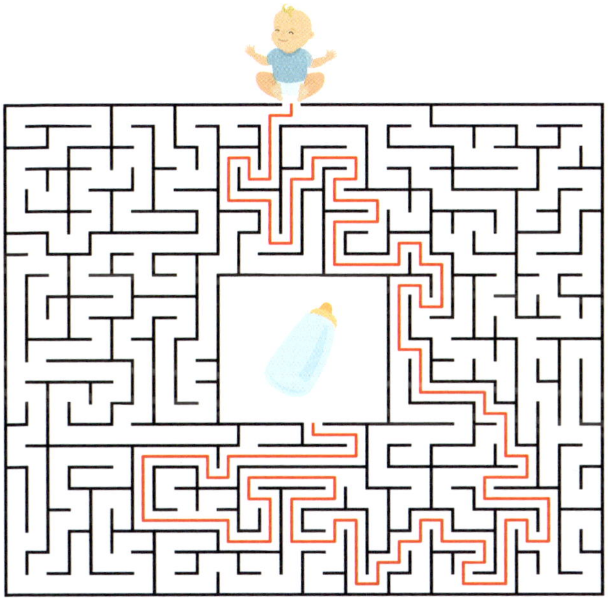

Seite 97 Diese Lieferanweisung erhält der Storch: „Auf dieses Kind wartet die königliche Familie im Diamantschloss."

Seite 101

2	9	4	5	1	6	8	3	7
6	5	8	2	3	7	9	1	4
3	7	1	8	4	9	6	5	2
1	6	5	4	8	3	2	7	9
4	2	3	9	7	1	5	8	6
9	8	7	6	5	2	1	4	3
5	3	6	1	2	4	7	9	8
7	1	2	3	9	8	4	6	5
8	4	9	7	6	5	3	2	1

Seite 102

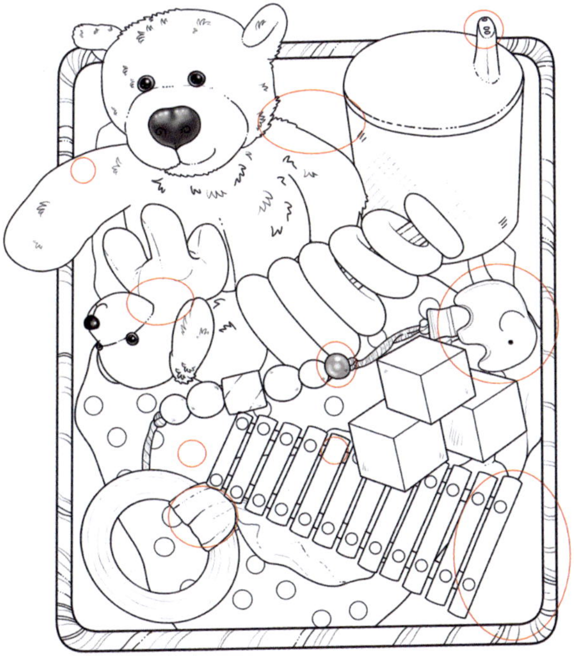

Seite 105

Name	Linker Stiefel	Rechter Stiefel	Matschhose
Finja	pink	gelb	blau
Jakob	blau	pink	rot
Maja	orange	blau	grün
Samir	gelb	orange	lila

Seite 109 1. Antwort E) 40 Wochen ist richtig. Hierbei handelt es sich jedoch wirklich nur um einen durchschnittlichen Wert, anhand dessen sich dann der errechnete Termin festlegt. Die individuelle Schwangerschaftsdauer ist bei jeder Frau und jeder Schwangerschaft anders. Daher sprechen einige Hebammen und Ärzt:innen lieber von einem Geburtszeitraum. Bei diesem handelt es sich um einen Zeitraum von fünf Wochen, von 37+0 bis 42+0, in denen ein Kind als reif, also weder Frühgeburt noch übertragen, gilt.

2. Antwort L) ist richtig. Benannt nach der Erfinderin Virginia Apgar wird eine Minute, fünf Minuten und zehn Minuten nach der Geburt die Anpassung des Neugeborenen an das Leben außerhalb des Mutterleibs beurteilt. Dadurch können Geburtshelfende ableiten, ob ein Kind Unterstützung durch z.B. Sauerstoffvorlage benötigt. Praktischerweise dient der Name Apgar auch als Eselsbrücke für die zu beurteilenden Parameter: A-tmung, P-uls, G-rundtonus (Körperspannung), A-ussehen, R-eflexe.

3. Antwort T) ist richtig. Der Muttermund öffnet sich bei der Geburt von 0 bis ca. 10 cm. Wie schnell das passiert, ist bei jeder Frau unterschiedlich. Wenn der Geburtshelfende bei einer vaginalen Untersuchung keinen Rand des Muttermundes mehr ertastet, spricht man von einem vollständig geöffneten Muttermund und das Kind kann seinen Weg durch das weibliche Becken beginnen. Auch hier ist die Geschwindigkeit bei jeder Geburt individuell.

4. Antwort E) ist richtig. Gravida bezeichnet die Anzahl der Schwangerschaften einer Frau, inklusive der aktuellen Schwangerschaft und Fehlgeburten. Para hingegen bezeichnet die Anzahl der bisherigen Geburten. Eine Frau, die zum ersten Mal schwanger ist, ist eine 1 Gravida, 0 Para. Nach der Geburt ihres Kindes wird sie zu einer 1 Gravida, 1 Para.

Seite 111

5. Antwort R) ist richtig. Die durchschnittliche Länge einer Nabelschnur beträgt ca. 50-60 cm. Sie kann jedoch auch deutlich länger oder kürzer sein. Wahrscheinlich wird das Längenwachstum der Nabelschnur durch die Dehnung, welche durch kindliche Bewegung im Mutterleib entsteht, stimuliert.

6. Antwort N) ist richtig. Bereits in der fünften Schwangerschaftswoche beginnt das kindliche Herz zu schlagen, ab der sechsten Schwangerschaftswoche ist der Herzschlag dann auch im Ultraschall nachweisbar.

7. Antwort W) ist richtig. Die Atmung eines Kindes setzt erst mit der Geburt ein. Zuvor wird das Kind über die Nabelschnur mit Sauerstoff versorgt. Die Lunge wird sogar im fetalen Kreislaufsystem umgangen, da sie nicht benötigt wird. Erst durch den ersten Atemzug entfaltet sich die Lunge und der Lungenkreislauf beginnt.

8. Antwort E) ist richtig. Diese Hausmittel können die Milchbildung fördern. Allerdings muss man vorsichtig sein, gerade bei einer vorsorglichen Anwendung, denn jeder Körper reagiert unterschiedlich stark auf die Produkte, sodass es ggf. auch zu einer übermäßigen Milchproduktion kommen kann. Die Pflanzen aus Antwort O) können zur Geburtseinleitung angewendet werden und den Kräutern aus Antwort A) werden eine milchhemmende Wirkung nachgesagt. Aber auch hier gilt, jeder Körper reagiert individuell.

Seite 113	9. Antwort	R) ist richtig. Eine schwangere Frau hat ca. 1,5 l mehr Blut als im nicht schwangeren Zustand. Das ist etwa ein Drittel mehr. Dadurch erhöht sich der Puls der Schwangeren um ca. 5-10 Schläge pro Minute. Auch das Atemvolumen nimmt zu. Durch das erhöhte Blutvolumen kann die Gebärmutter besser durchblutet werden und unterstützt somit das Wachstum des Embryos. Außerdem bereitet sich der Körper so schon auf den Blutverlust bei der Geburt vor, welcher im Schnitt bei 300-500 ml liegt.
	10. Antwort	D) ist richtig. Ein Neugeborenes schläft im Schnitt zwischen 16-18 h am Tag. Dabei schläft es jedoch nicht am Stück, sondern der Schlaf ist auf mehrere kleine Schlafphasen den ganzen Tag über verteilt. Ein richtiger Schlafrhythmus mit längeren Schlafphasen ist meist erst ab dem vierten bis sechsten Lebensmonat erkennbar.
	11. Antwort	E) ist richtig. Eine Geburt wird in vier Phasen aufgeteilt: die Eröffnungsphase, die Übergangsphase, die Austrittsphase und die Nachgeburtsphase. Die Latenzphase, in welcher auch schon unregelmäßige, schmerzhafte Wehen auftreten können, wird nicht zu den Geburtsphasen gezählt. In der Eröffnungsphase setzen regelmäßige Wehen ein, welche eine Öffnung des Muttermundes bewirken. In der Übergangsphase öffnet sich der Muttermund von 8 bis auf 10 cm. In der Austrittsphase ist der Muttermund vollständig geöffnet und das Kind beginnt seinen Weg durch das Becken. Diese Phase endet mit der Geburt des Kindes. Anschließend kommt die Nachgeburtsphase mit der Geburt der Plazenta. Wie lange die einzelnen Phasen dauern, ist wie so vieles in der Geburtshilfe individuell. Die Phasen gehen fließend ineinander über.
	12. Antwort	N) ist richtig. Normalerweise ist bei der Geburt in liegender Position der kindliche Rücken vorne und das Kind schaut in Richtung des mütterlichen Pos. Bei einem Sternengucker ist der kindliche Rücken hinten und das Kind schaut bei Geburt in Richtung des mütterlichen Bauchs. Würden wir in der freien Natur gebären, würde ein Sternengucker bei der Geburt die Sterne anschauen können, während die anderen Kinder mit dem Boden Vorlieb nehmen müssen. Ein Kind kann als Sternengucker geboren werden, allerdings ist dies häufig für die Mutter unangenehmer und dauert länger.

Lösungswort: ELTERNWERDEN

Impressum

Service-Hotline
Hast du Fragen oder gibt es ein Problem? Wir helfen dir gern. Ruf uns an oder schreib uns eine E-Mail:
Telefon: 0711 / 123 757 20*
*normale Telefongebühren
E-Mail: hilfe@frechverlag.de
Weitere Informationen zum Verlag und zu unserem gesamten Programm findest du unter: www.topp-kreativ.de

Deine DigiBib – für Zusatzmaterial & Korrekturen
Alle Zusatzmaterialien zum Buch sowie etwaige Korrekturen für uns bekannte Fehler im Inhalt findest du in der Digitalen Bibliothek.
www.topp-kreativ.de/digibib
Freischaltcode: 57640

KREATIVMOTIVE: Mila Dierksen (S. 3-5, 11, 18/19, 23, 28/29, 34/35, 38-41, 46/47, 52/53, 57, 59-61, 66/67, 75, 82/83, 86/87, 95, 98/99, 102/103, 108, 110, 112)
RESTLICHE ILLUSTRATIONEN: freepik.com
RÄTSEL: Stefan Heine, Hamburg (Arukone, Binario, Buchstabenrätsel, Kreuzwortsuche, Labyrinth, Logical, Schwedenrätsel, Wabenrätsel); frechverlag GmbH, Gerlingen (restliche Rätsel)
FUN FACTS UND BABYQUIZ: Kristin Höfle (S. 4, 18, 28, 40, 52, 66, 82, 98, 109, 111, 113, 125-127)
PRODUKTMANAGEMENT, LEKTORAT: Seline Gwinn, Kari Höfle
COVERGESTALTUNG: Eva Hook
HERSTELLUNG: Carina Scheffel
SATZ: WS – WerbeService Linke, Karlsruhe
DRUCK UND BINDUNG: Drukarnia Interak Sp. z o.o.

MIX
Papier | Fördert gute Waldnutzung
FSC® C015559
Penguin Random House Verlagsgruppe
FSC® N001967

1. Auflage 2025

ISBN: 978-3-7358-8203-5 • Best.-Nr. 28203